W0349281

zep

happy sex

toonfish

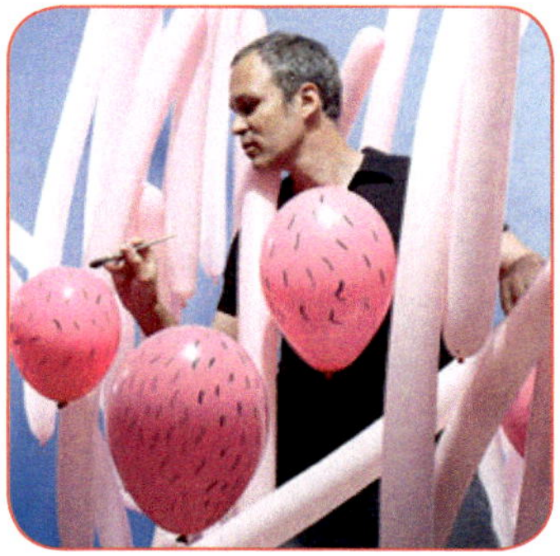

Weitere Veröffentlichungen von Zep:

Titeuf | Carlsen

Bd. 0 – ***Gott, Sex und Hosenträger***
Bd. 1 – ***Ganz schön spannend ...***
Bd. 2 – ***Gar nicht übel ...***
Bd. 3 – ***Wie ungerecht ...***
Bd. 4 – ***Faszinierend ...***
Bd. 5 – ***Zum Totlachen ...***
Bd. 6 – ***Das Wunder des Lebens***
Bd. 7 – ***Fass mich an die Füße !***
Bd. 8 – ***Das Gesetz des Schulhofs***
Bd. 9 – ***Tanja heiratet***
Bd. 10 – ***Meine besten Kumpels***
Bd. 11 – ***Der Sinn des Lebens***

Die besten Gags | Carlsen
[40 Jahre Sonderausgabe]

Scheibchenweise | Carlsen
Happy Sex – Ab 17,5 | Splitter

toonfish ist ein Imprint des SPLITTER Verlags
1. Auflage 10/2010
© Splitter Verlag GmbH & Co. KG · Bielefeld 2010
Aus dem Französischen von Resel Rebiersch
HAPPY SEX
© Zep, 2009
Happy Sex © Guy Delcourt Productions, 2009 for the French edition
Bearbeitung: Delia Wüllner-Schulz, Dominik Madecki
Lettering: Bernd Kronsbein
Covergestaltung: Dirk Schulz
Herstellung: Horst Gotta
Druck und buchbinderische Verarbeitung:
Himmer AG, Augsburg
Alle deutschen Rechte vorbehalten
Printed in Germany
ISBN: 978-3-86869-901-2

www.zephappybooks.de
www.zeporama.com

Weitere Infos und den Newsletter zu unserem Verlagsprogramm unter:
www.toonfish-verlag.de

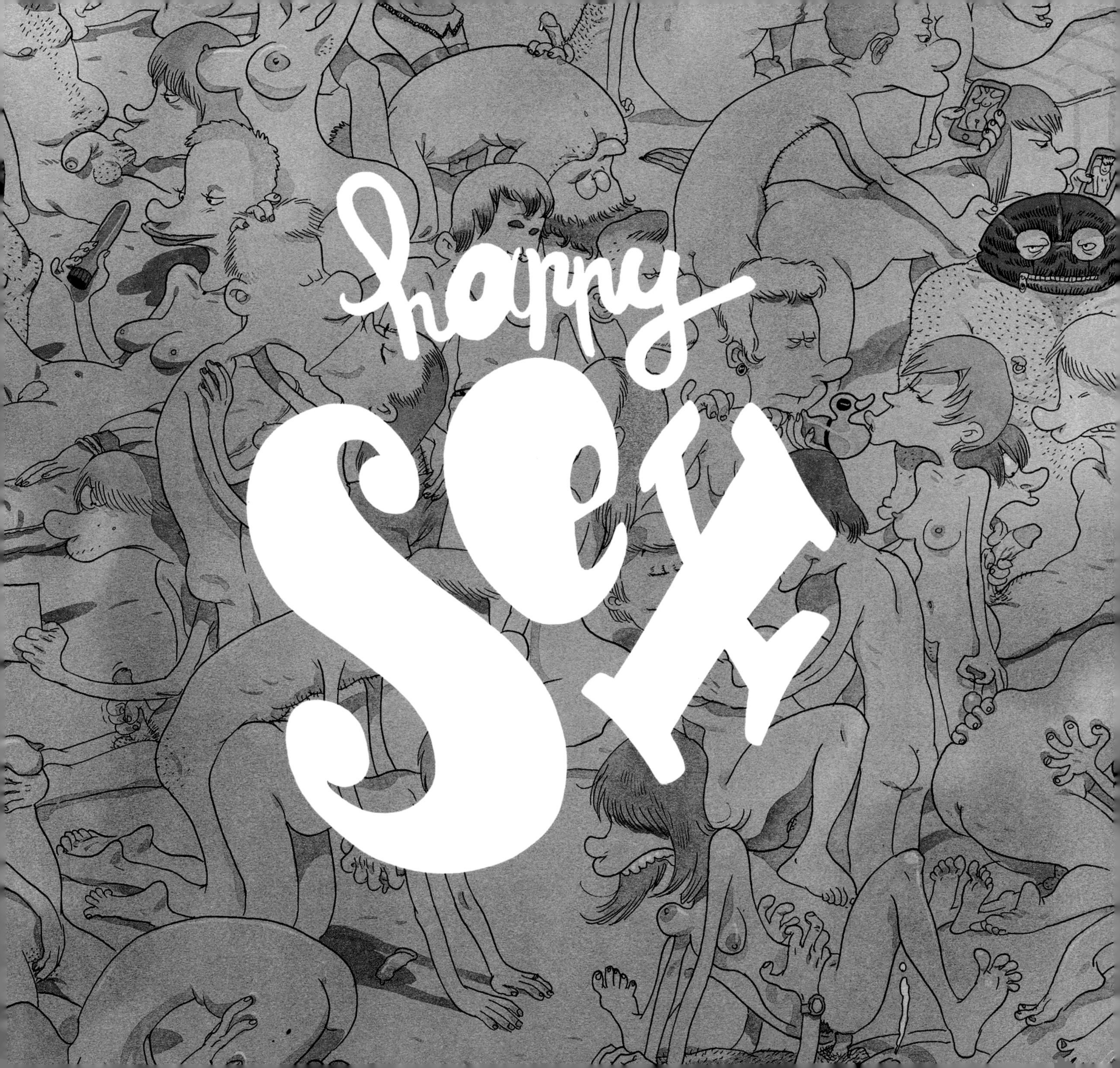
happy
sex

Sadopost

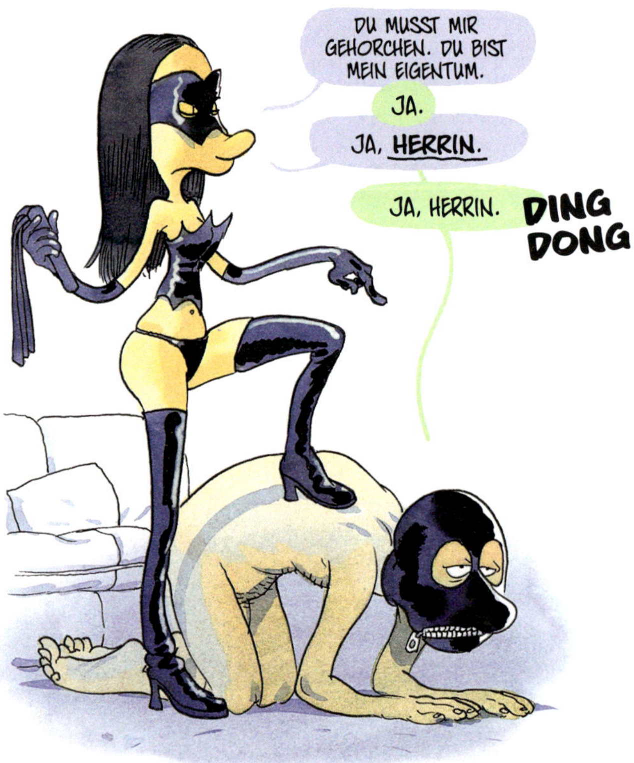
DU MUSST MIR GEHORCHEN. DU BIST MEIN EIGENTUM.
JA.
JA, HERRIN.
JA, HERRIN.
DING DONG

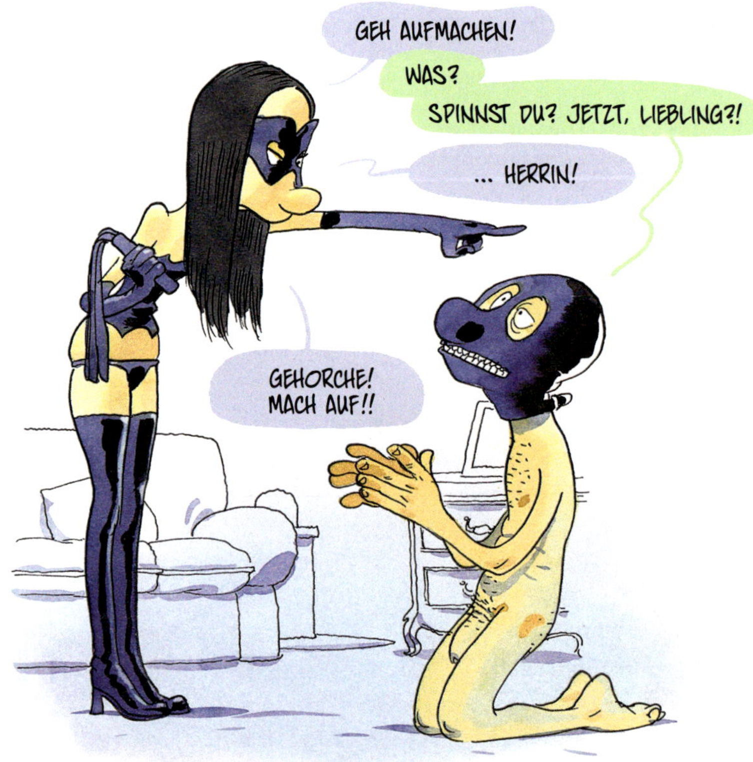
GEH AUFMACHEN!
WAS?
SPINNST DU? JETZT, LIEBLING?!
... HERRIN!
GEHORCHE! MACH AUF!!

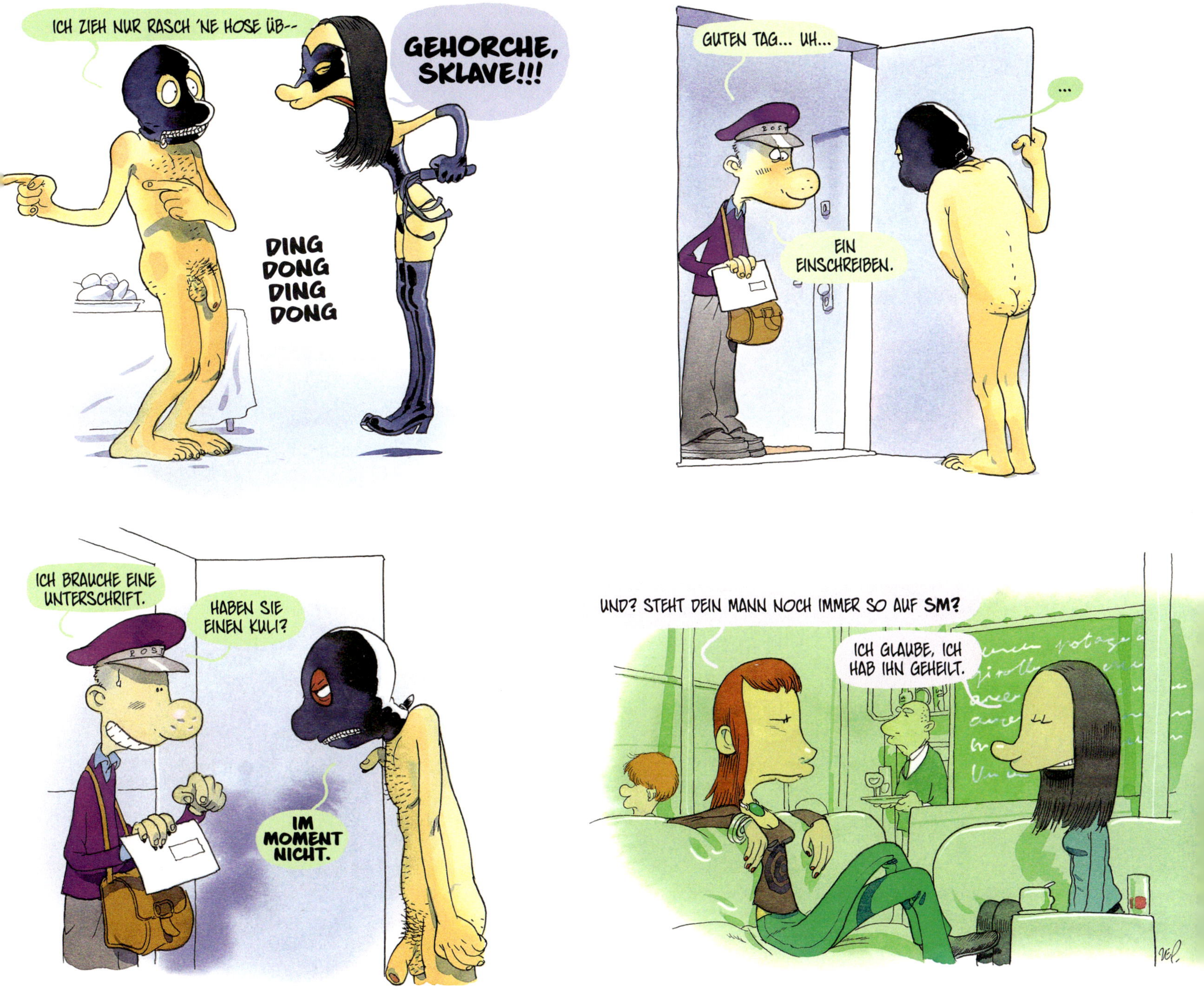
ICH ZIEH NUR RASCH 'NE HOSE ÜB--
GEHORCHE, SKLAVE!!!
DING DONG DING DONG
GUTEN TAG... UH...
...
EIN EINSCHREIBEN.
ICH BRAUCHE EINE UNTERSCHRIFT.
HABEN SIE EINEN KULI?
IM MOMENT NICHT.
UND? STEHT DEIN MANN NOCH IMMER SO AUF SM?
ICH GLAUBE, ICH HAB IHN GEHEILT.

Der Fluch

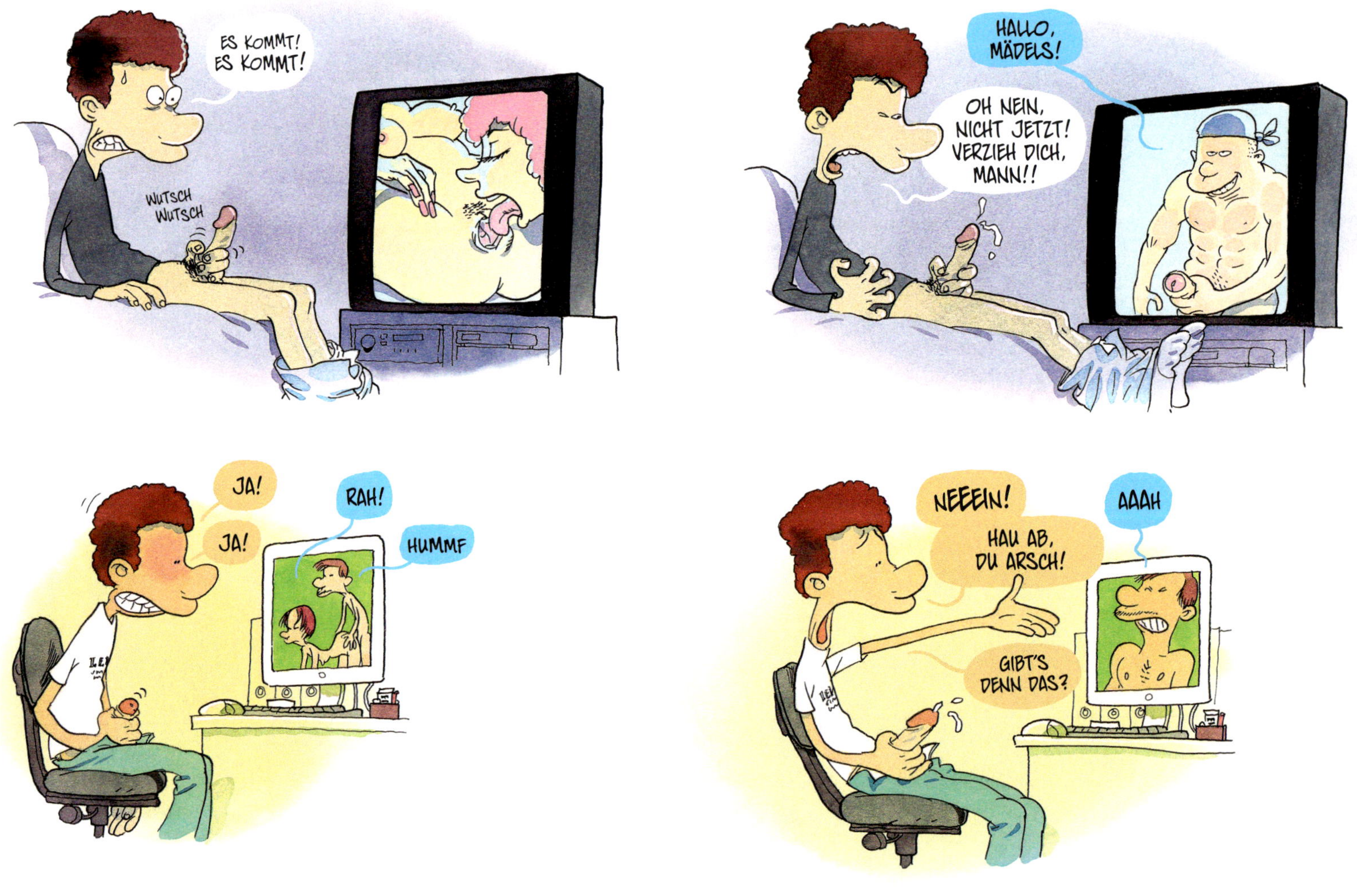
ES KOMMT! ES KOMMT!
WUTSCH WUTSCH
HALLO, MÄDELS!
OH NEIN, NICHT JETZT! VERZIEH DICH, MANN!!
JA!
JA!
RAH!
HUMMF
NEEEIN!
HAU AB, DU ARSCH!
AAAH
GIBT'S DENN DAS?

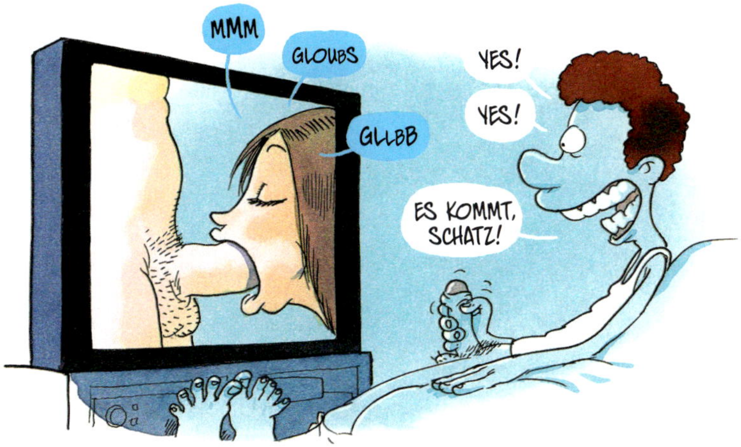
MMM
GLOUBS
GLLBB
YES!
YES!
ES KOMMT, SCHATZ!

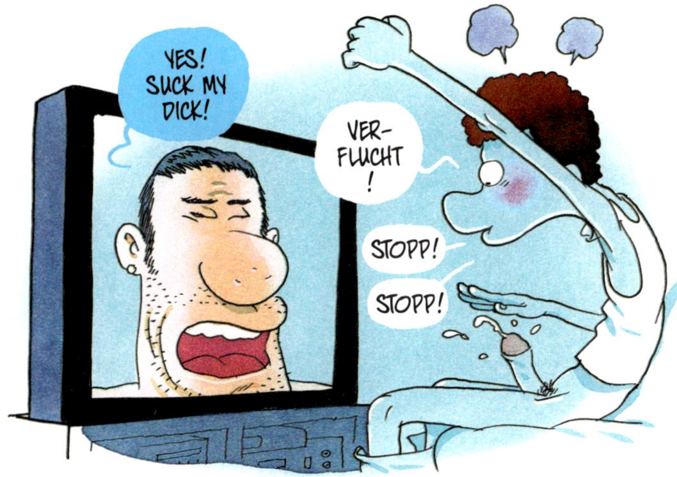
YES! SUCK MY DICK!
VERFLUCHT!
STOPP!
STOPP!

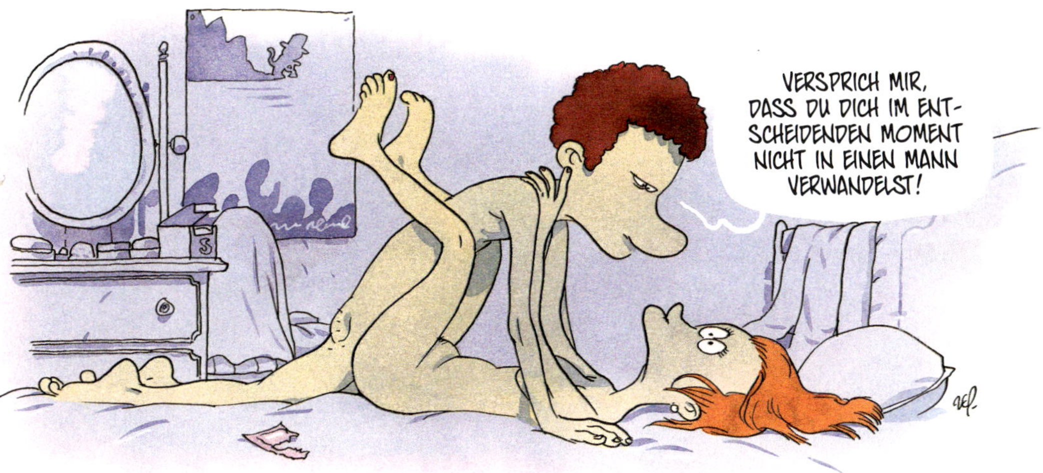
VERSPRICH MIR, DASS DU DICH IM ENTSCHEIDENDEN MOMENT NICHT IN EINEN MANN VERWANDELST!

Mein eigen Fleisch und Blut.

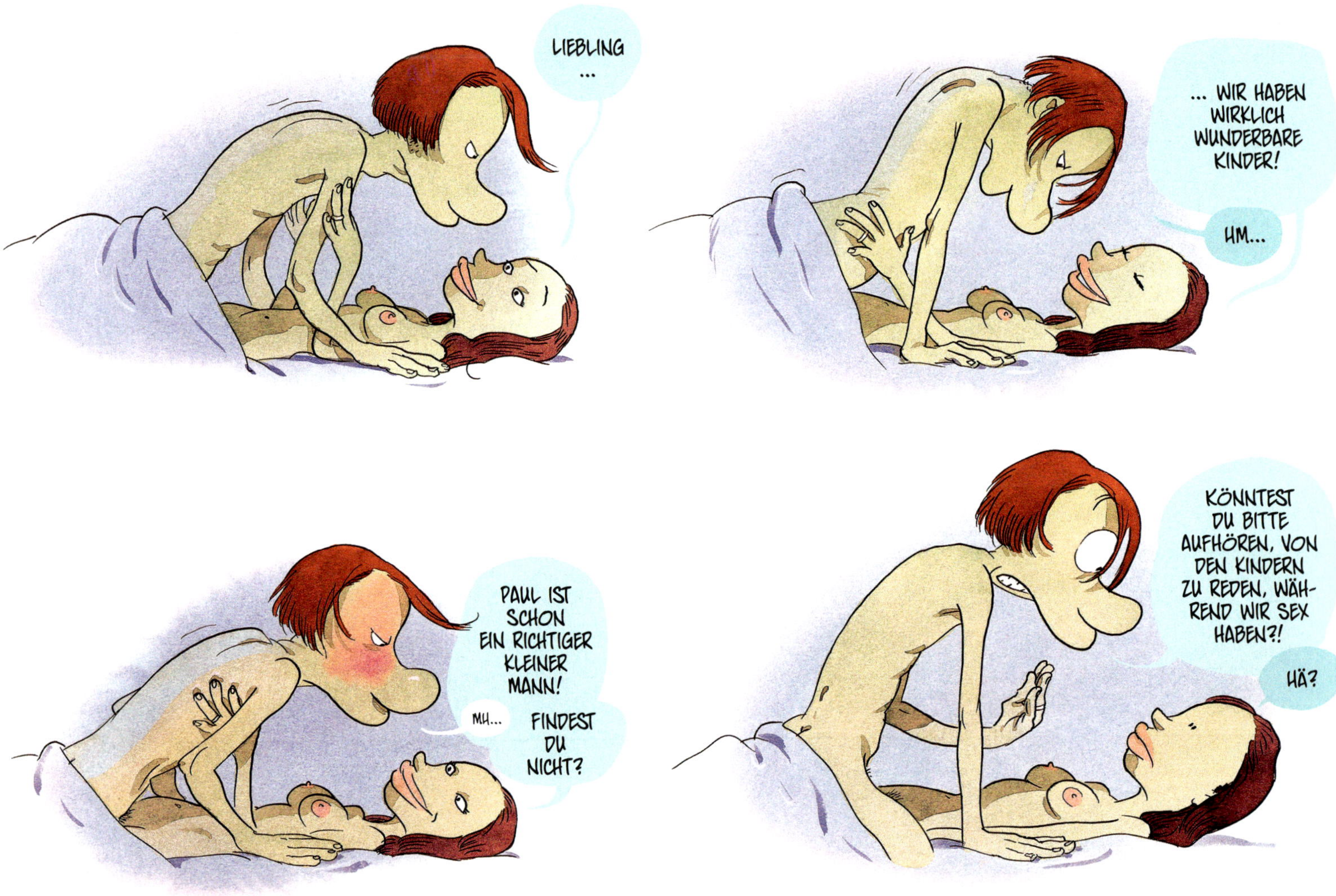

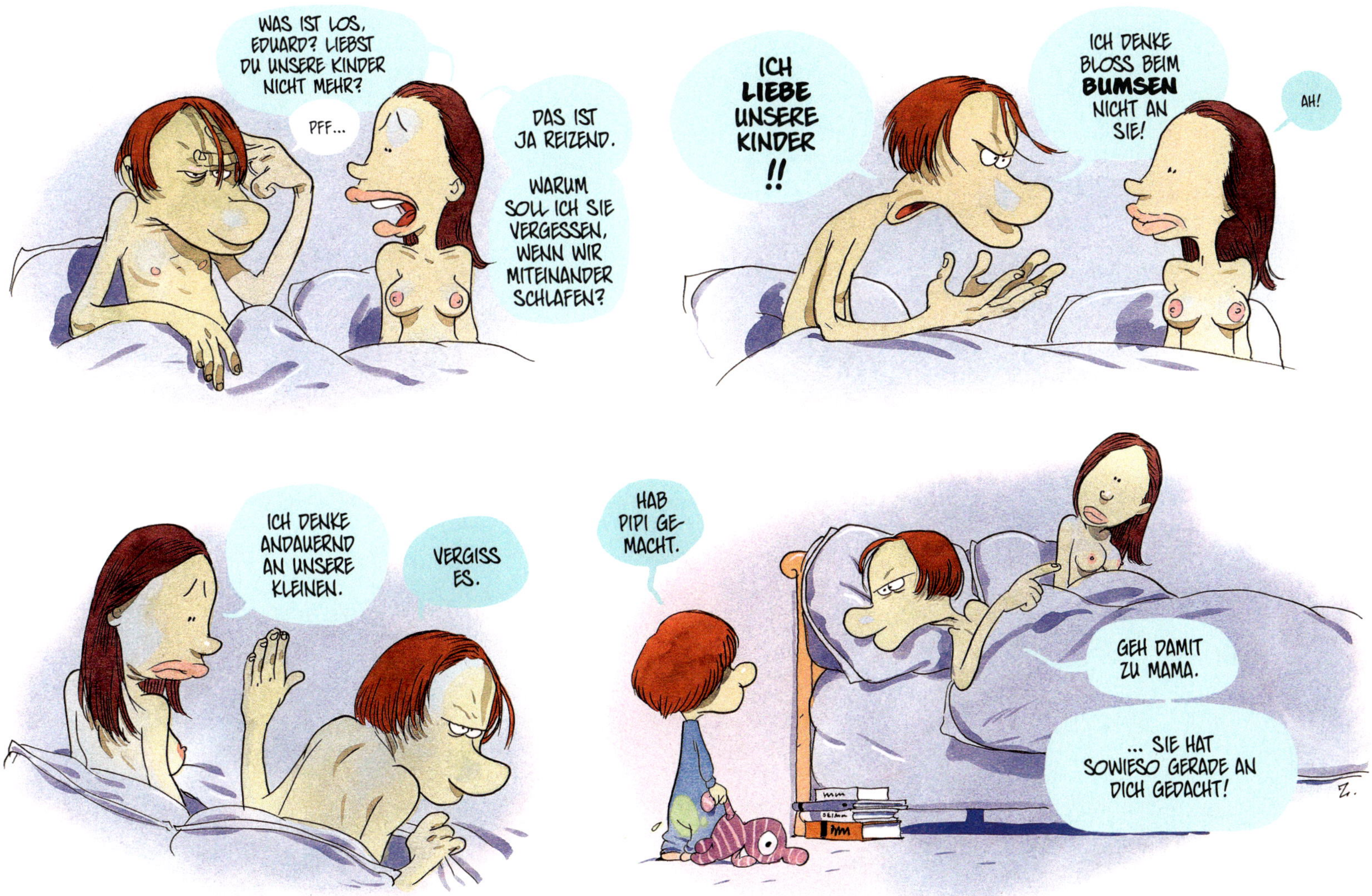
WAS IST LOS, EDUARD? LIEBST DU UNSERE KINDER NICHT MEHR?
PFF...
DAS IST JA REIZEND.
WARUM SOLL ICH SIE VERGESSEN, WENN WIR MITEINANDER SCHLAFEN?
ICH **LIEBE** UNSERE KINDER !!
ICH DENKE BLOSS BEIM **BUMSEN** NICHT AN SIE!
AH!
ICH DENKE ANDAUERND AN UNSERE KLEINEN.
VERGISS ES.
HAB PIPI GE-MACHT.
GEH DAMIT ZU MAMA.
... SIE HAT SOWIESO GERADE AN DICH GEDACHT!
Z.

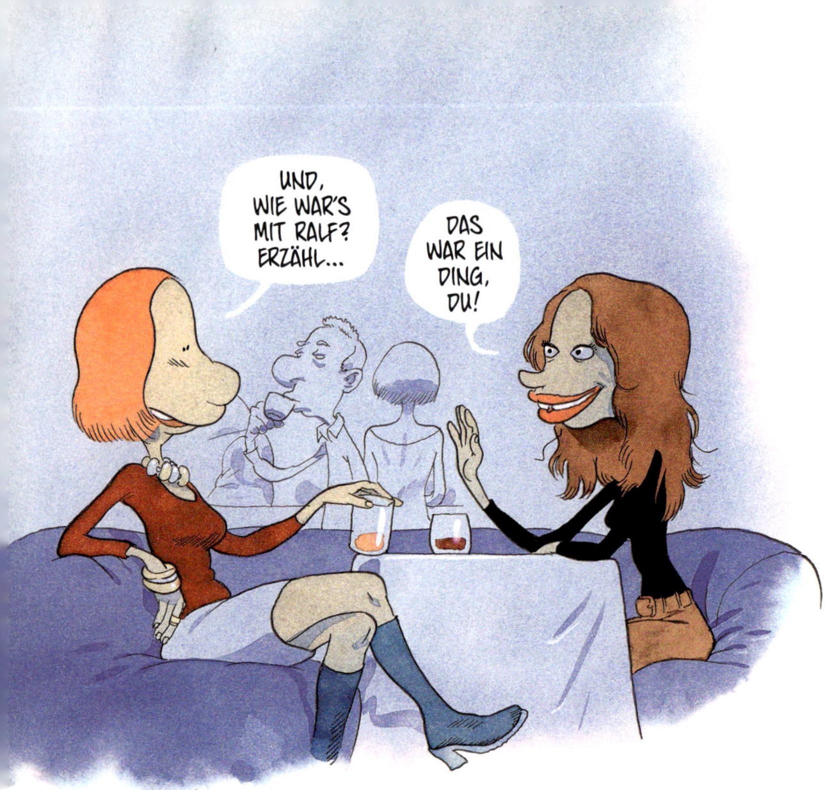
UND, WIE WAR'S MIT RALF? ERZÄHL...
DAS WAR EIN DING, DU!

Der kleine Häwelmann

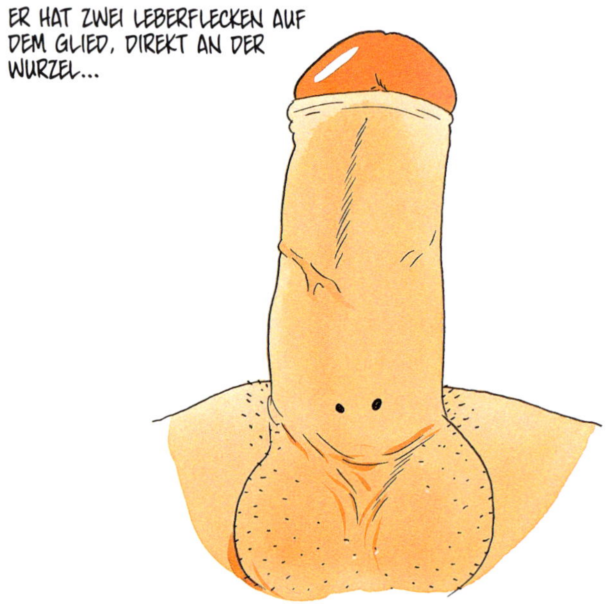

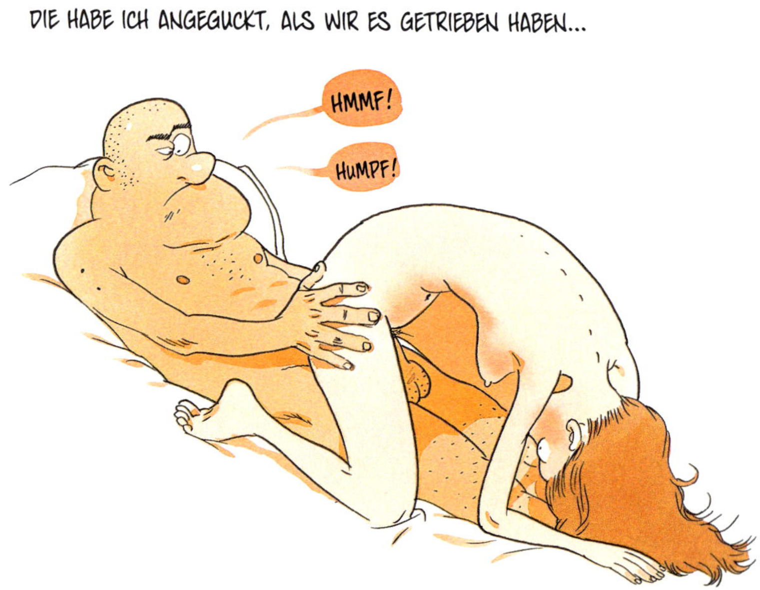
DIE HABE ICH ANGEGUCKT, ALS WIR ES GETRIEBEN HABEN...
HMMF!
HUMPF!

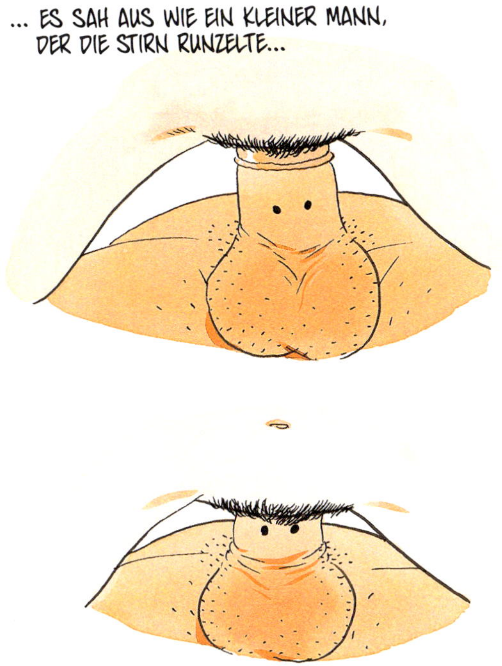
... ES SAH AUS WIE EIN KLEINER MANN, DER DIE STIRN RUNZELTE...

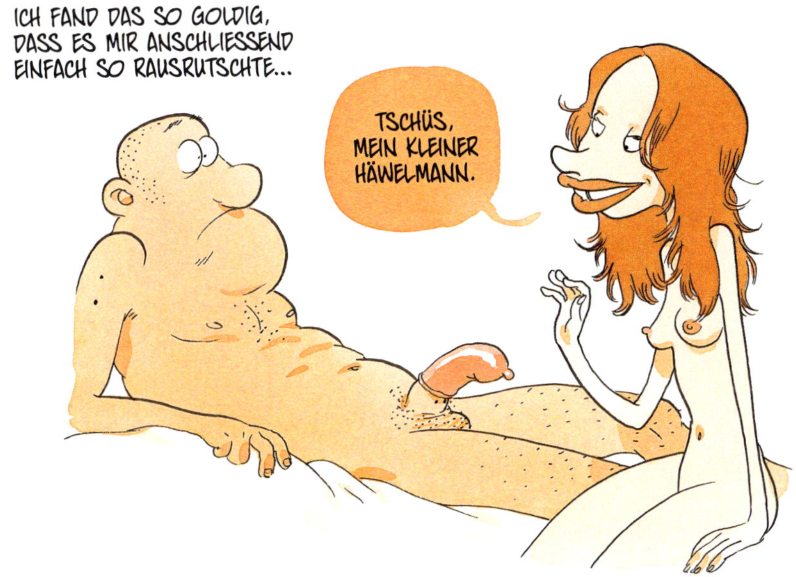
ICH FAND DAS SO GOLDIG, DASS ES MIR ANSCHLIESSEND EINFACH SO RAUSRUTSCHTE...
TSCHÜS, MEIN KLEINER HÄWELMANN.

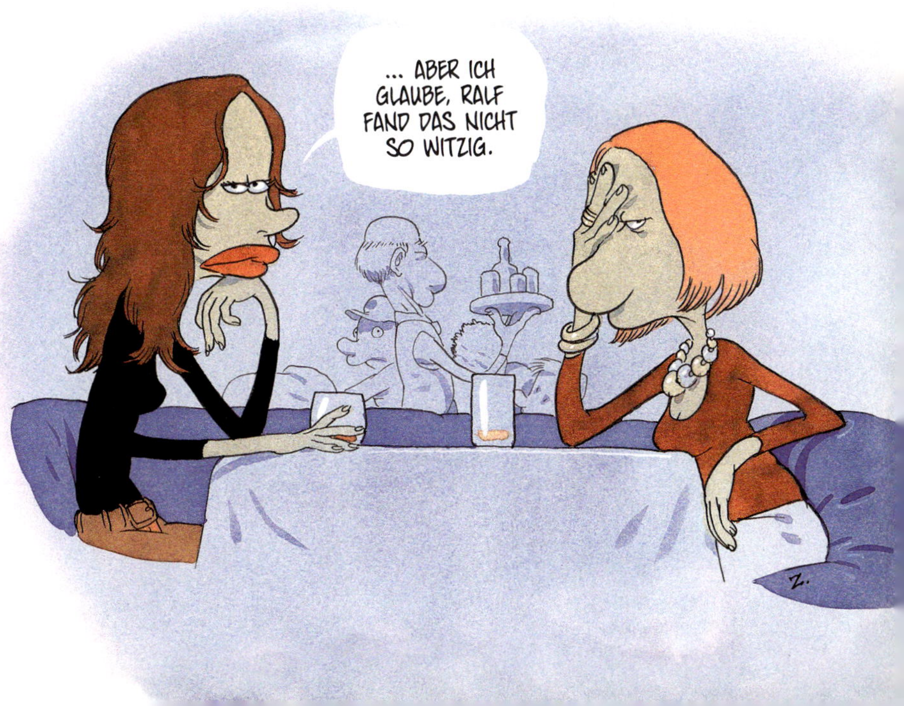
... ABER ICH GLAUBE, RALF FAND DAS NICHT SO WITZIG.
Z.

Der Dreier

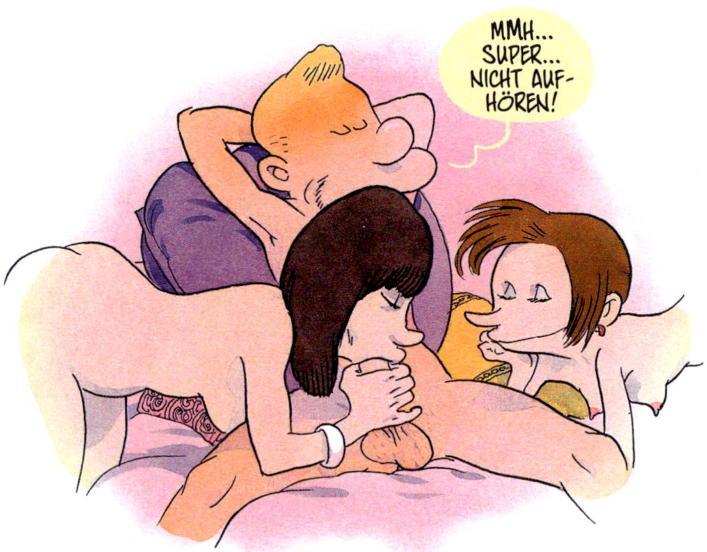
MMH... SUPER... NICHT AUF-HÖREN!

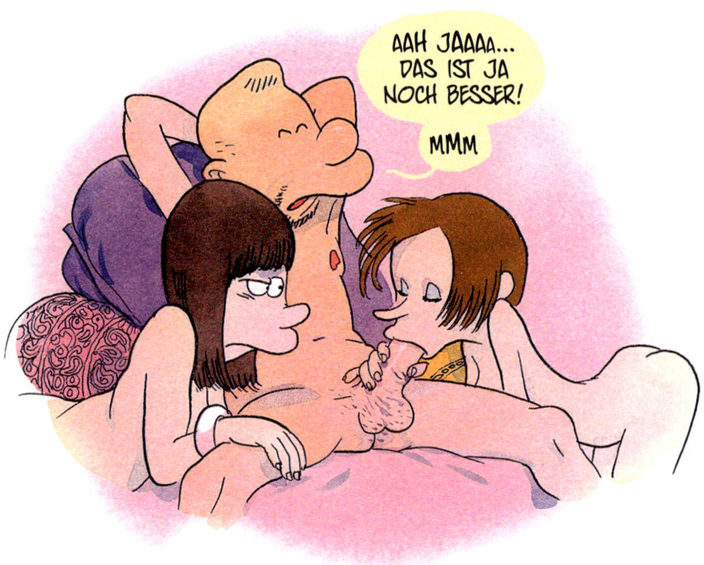
AAH JAAAA... DAS IST JA NOCH BESSER!
MMM

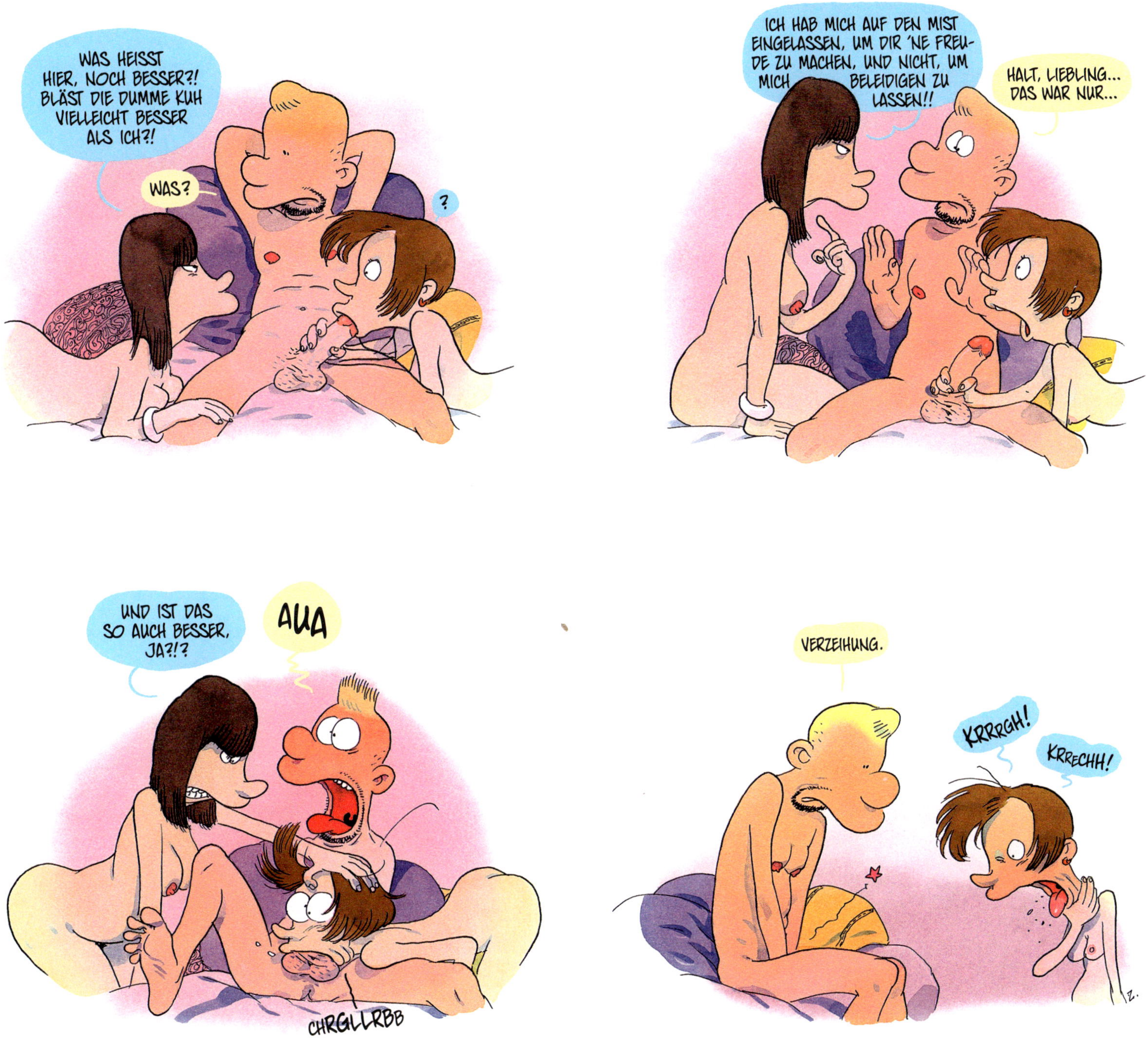
WAS HEISST HIER, NOCH BESSER?! BLÄST DIE DUMME KUH VIELLEICHT BESSER ALS ICH?!
WAS?
?
ICH HAB MICH AUF DEN MIST EINGELASSEN, UM DIR 'NE FREUDE ZU MACHEN, UND NICHT, UM MICH BELEIDIGEN ZU LASSEN!!
HALT, LIEBLING... DAS WAR NUR...
UND IST DAS SO AUCH BESSER, JA?!?
AUA
CHRGLLRBB
VERZEIHUNG.
KRRRGH!
KRRECHH!

Der Dichter

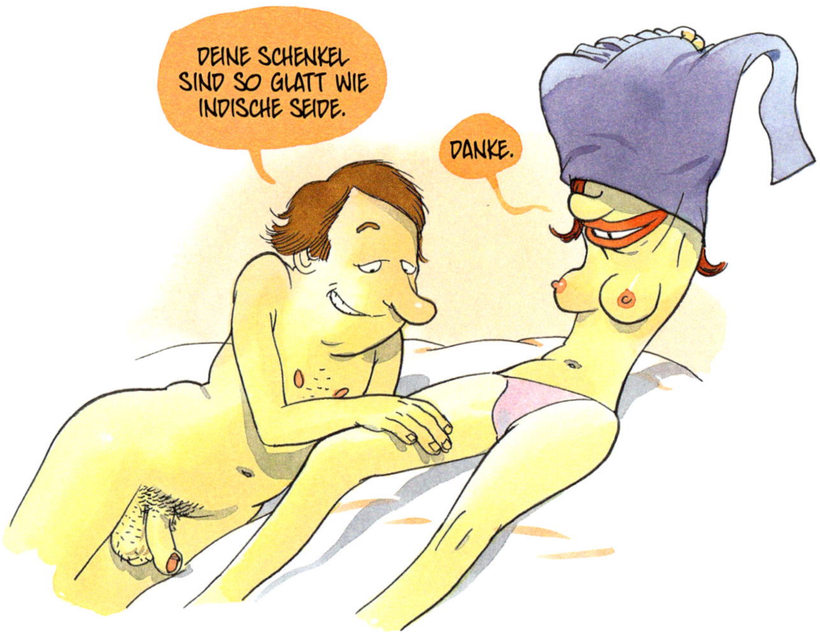
DEINE SCHENKEL SIND SO GLATT WIE INDISCHE SEIDE.
DANKE.

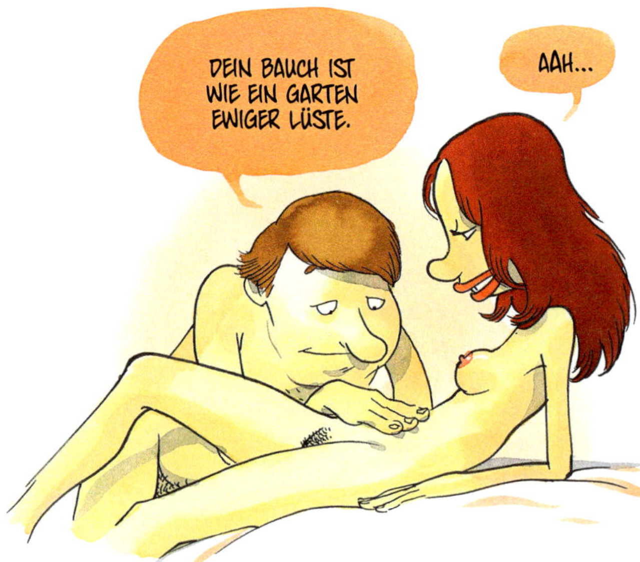
DEIN BAUCH IST WIE EIN GARTEN EWIGER LÜSTE.
AAH...

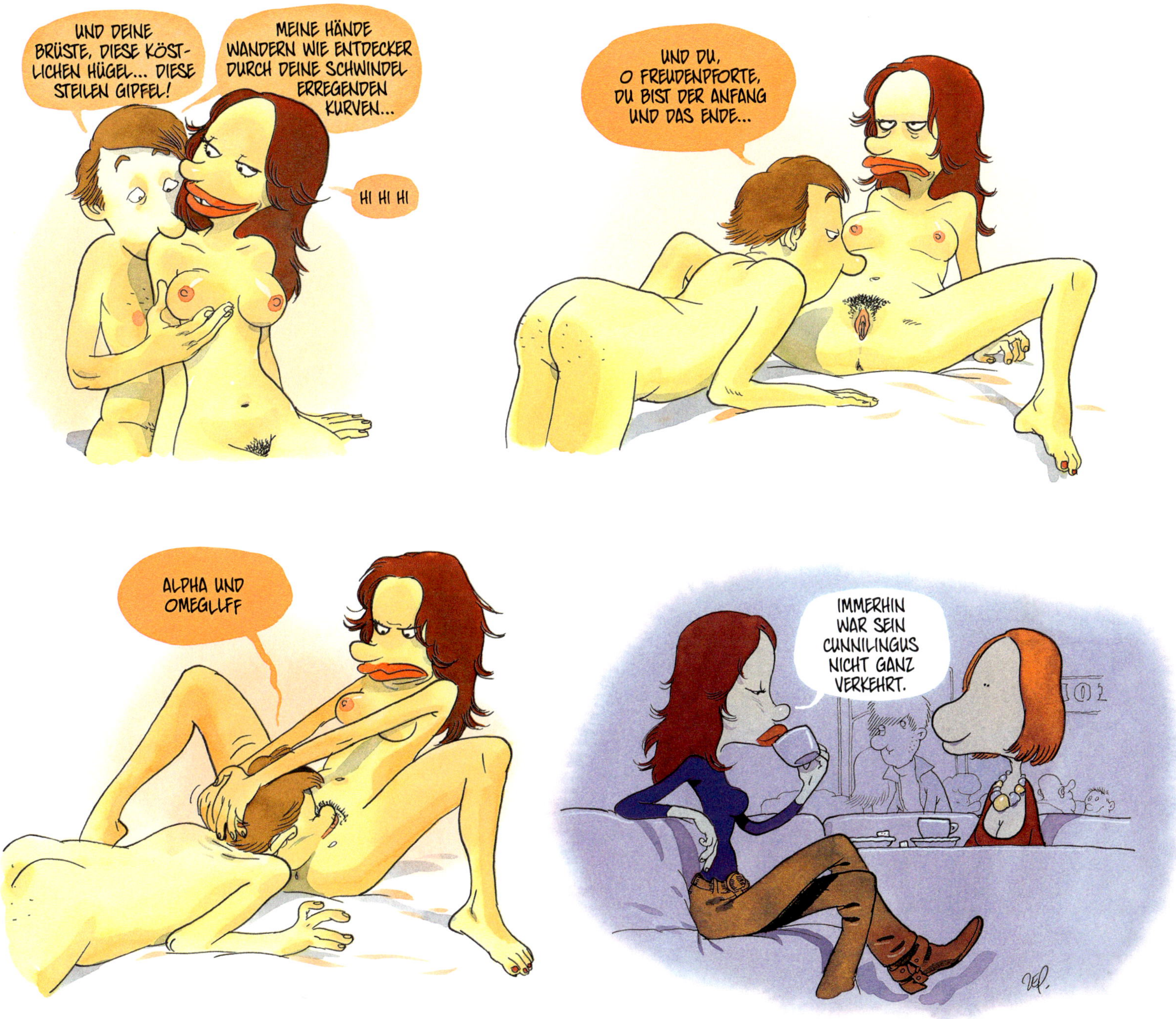
UND DEINE BRÜSTE, DIESE KÖST-LICHEN HÜGEL... DIESE STEILEN GIPFEL!
MEINE HÄNDE WANDERN WIE ENTDECKER DURCH DEINE SCHWINDEL ERREGENDEN KURVEN...
HI HI HI
UND DU, O FREUDENPFORTE, DU BIST DER ANFANG UND DAS ENDE...
ALPHA UND OMEGLLFF
IMMERHIN WAR SEIN CUNNILINGUS NICHT GANZ VERKEHRT.

Latex

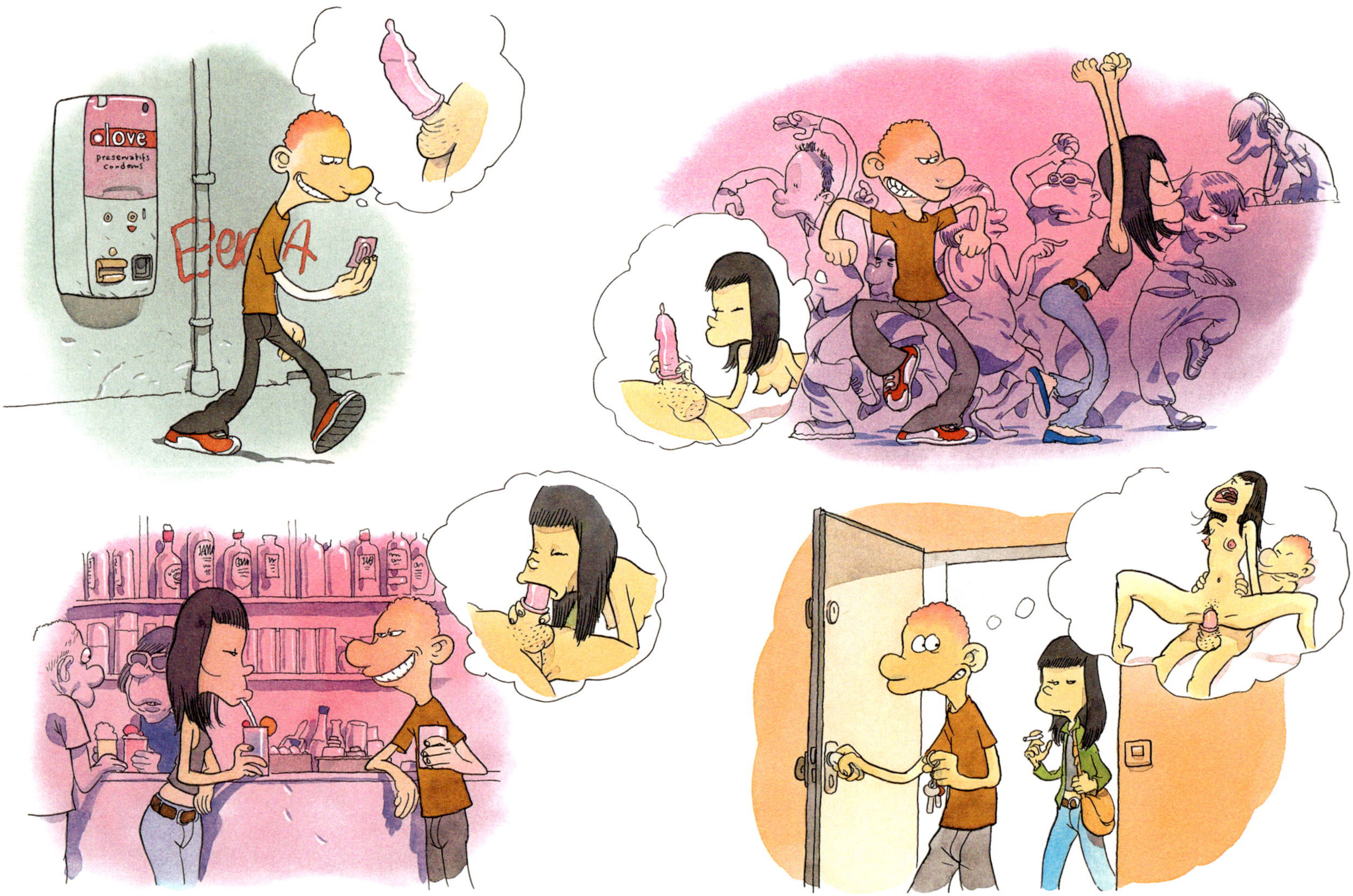

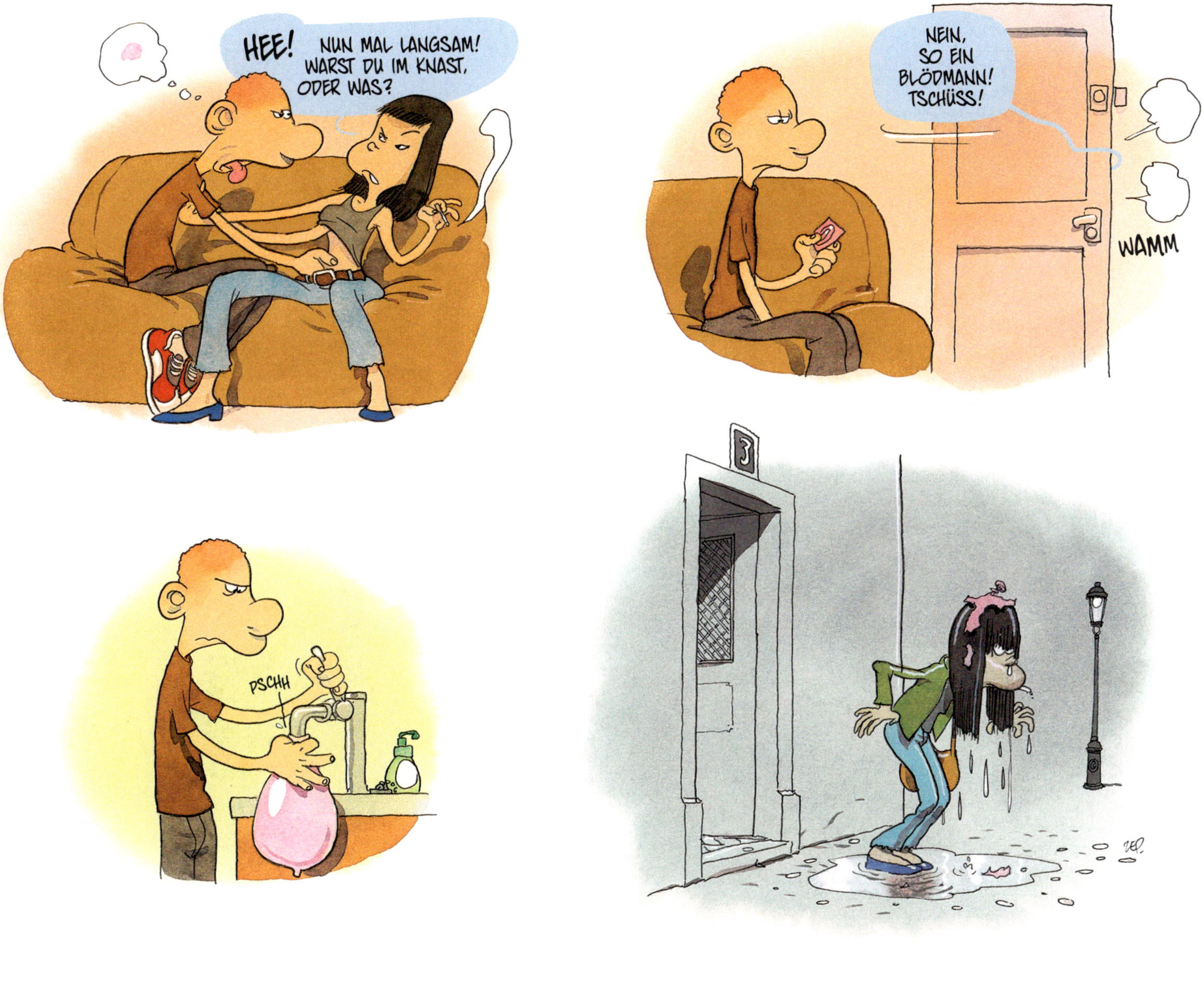
HEE! NUN MAL LANGSAM! WARST DU IM KNAST, ODER WAS?
NEIN, SO EIN BLÖDMANN! TSCHÜSS!
WAMM
PSCHH
3
ZEP.

Fetischismus

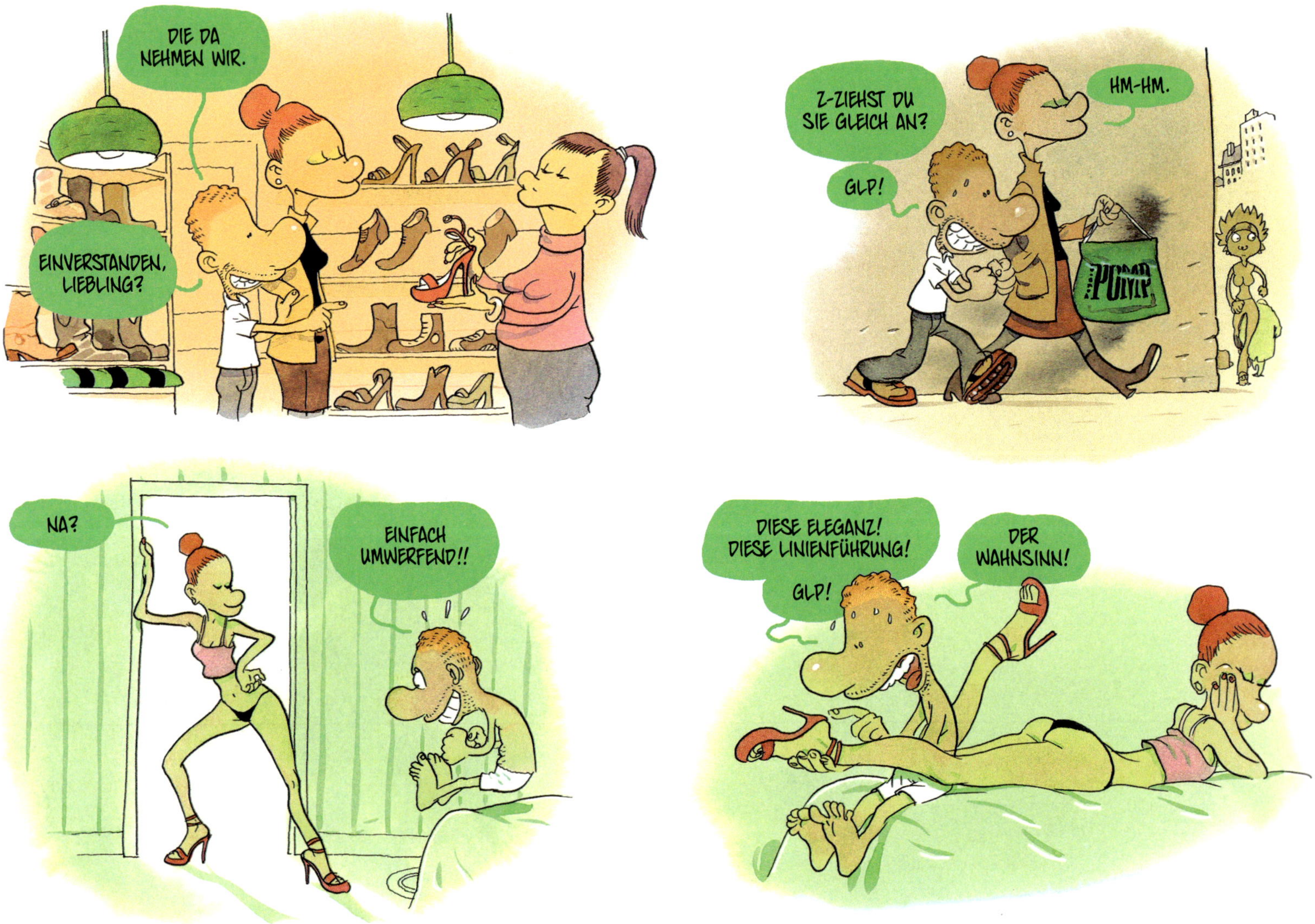

DIE DA NEHMEN WIR.
EINVERSTANDEN, LIEBLING?
Z-ZIEHST DU SIE GLEICH AN?
GLP!
HM-HM.
NA?
EINFACH UMWERFEND!!
DIESE ELEGANZ! DIESE LINIENFÜHRUNG!
GLP!
DER WAHNSINN!

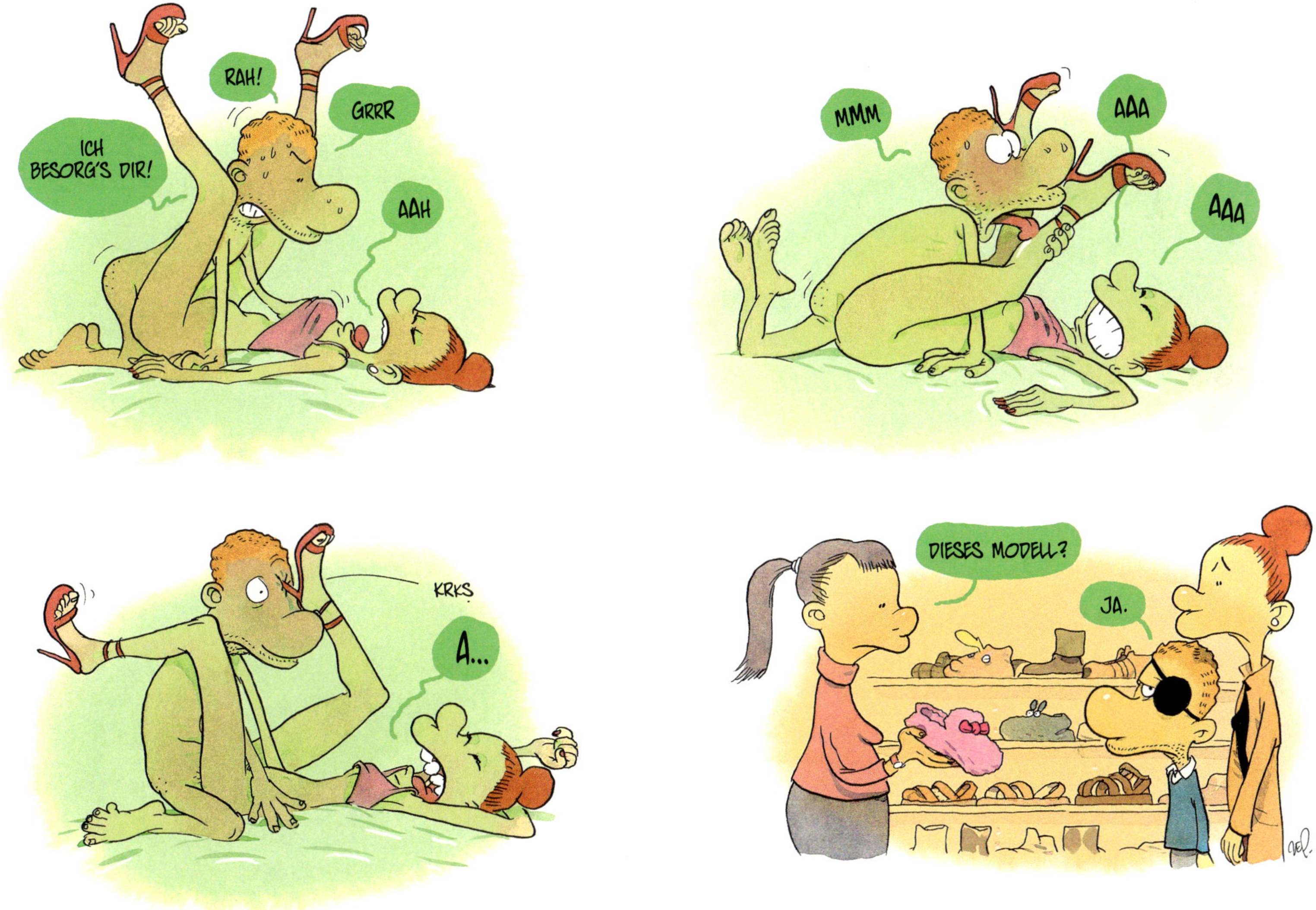
ICH BESORG'S DIR!
RAH!
GRRR
AAH
MMM
AAA
AAA
KRKS
A...
DIESES MODELL?
JA.

Cunnilingus

PAULINE LÄSST SICH GERN LECKEN...

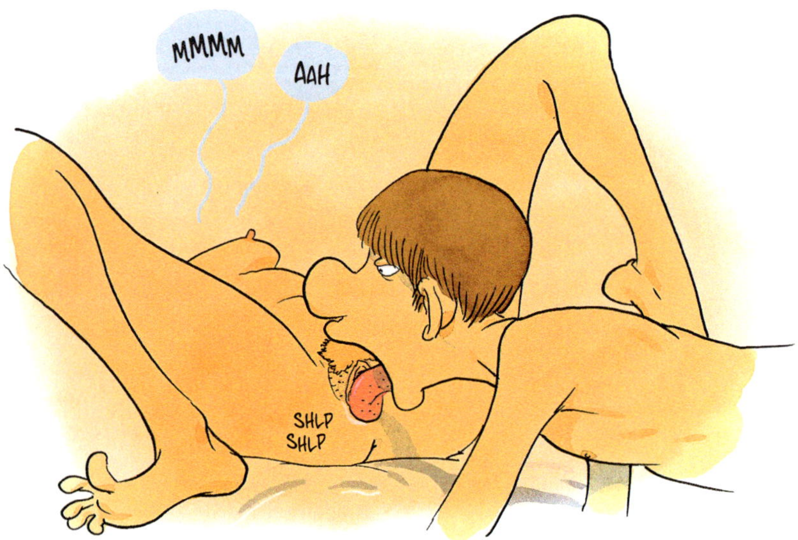

SIE MAG ES, WENN ES LANGE DAUERT...

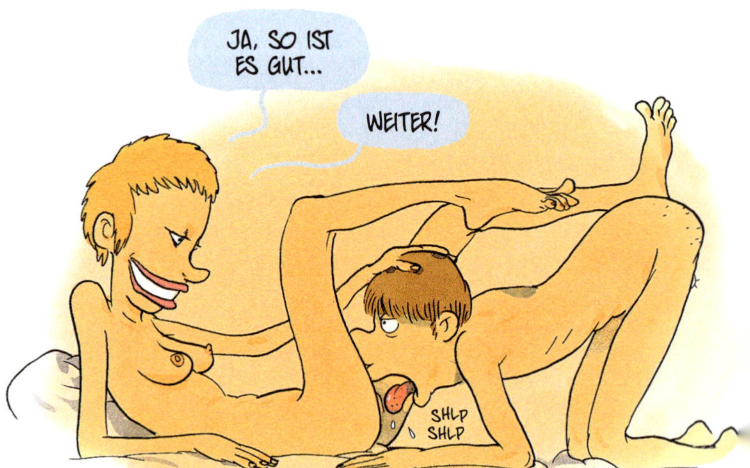

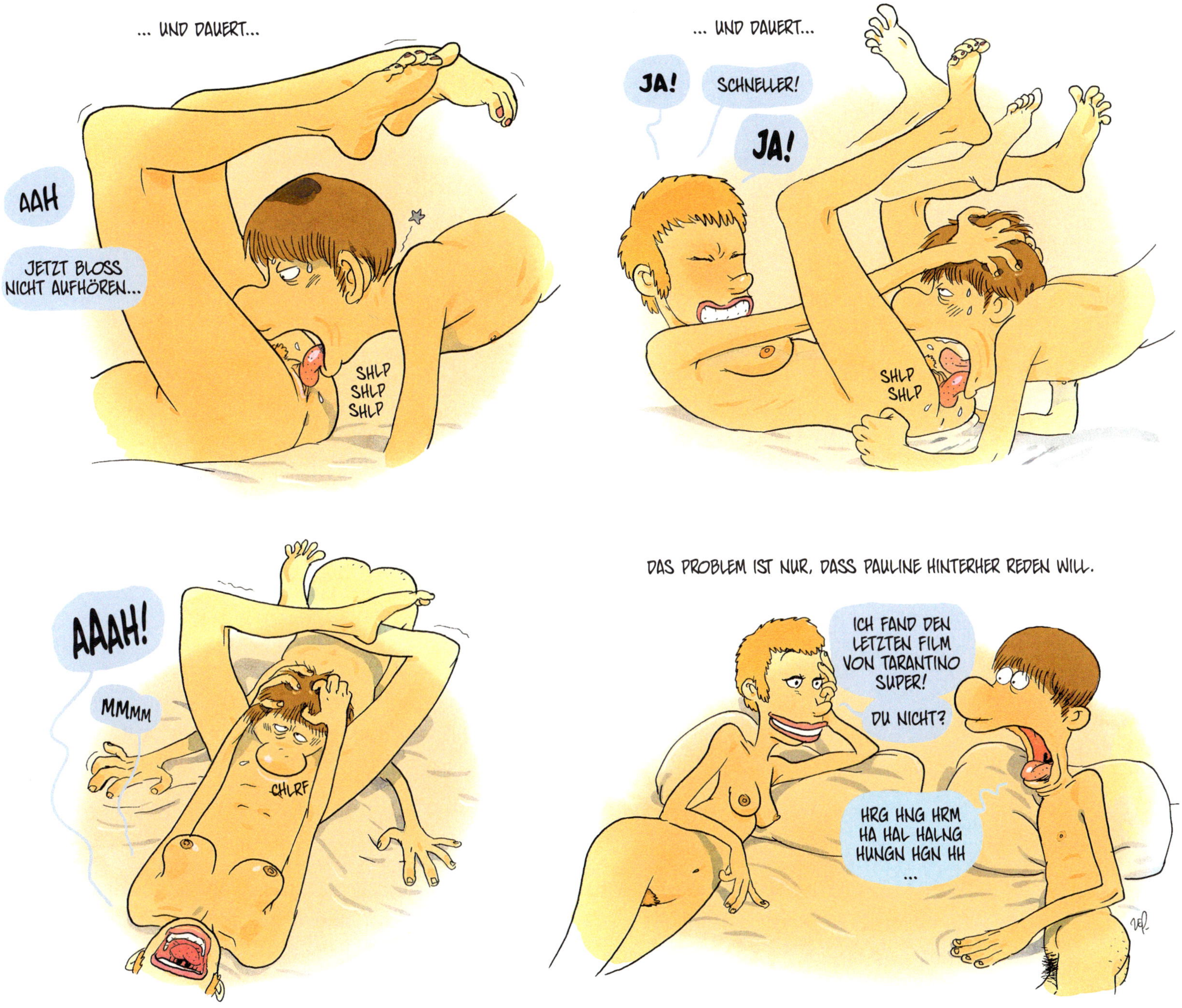
... UND DAUERT...
AAH
JETZT BLOSS NICHT AUFHÖREN...
SHLP SHLP SHLP
... UND DAUERT...
JA!
SCHNELLER!
JA!
SHLP SHLP
AAAH!
MMMM
CHLRF
DAS PROBLEM IST NUR, DASS PAULINE HINTERHER REDEN WILL.
ICH FAND DEN LETZTEN FILM VON TARANTINO SUPER!
DU NICHT?
HRG HNG HRM HA HAL HALNG HUNGN HGN HH ...

Sodopsycho

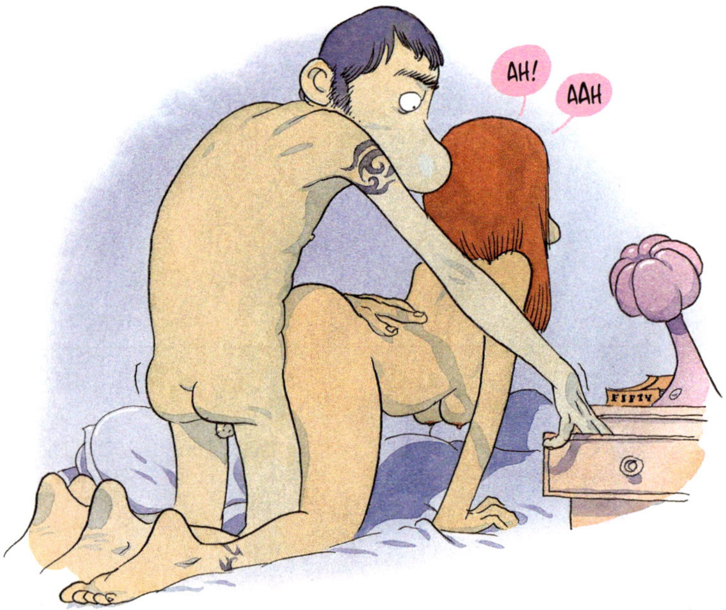

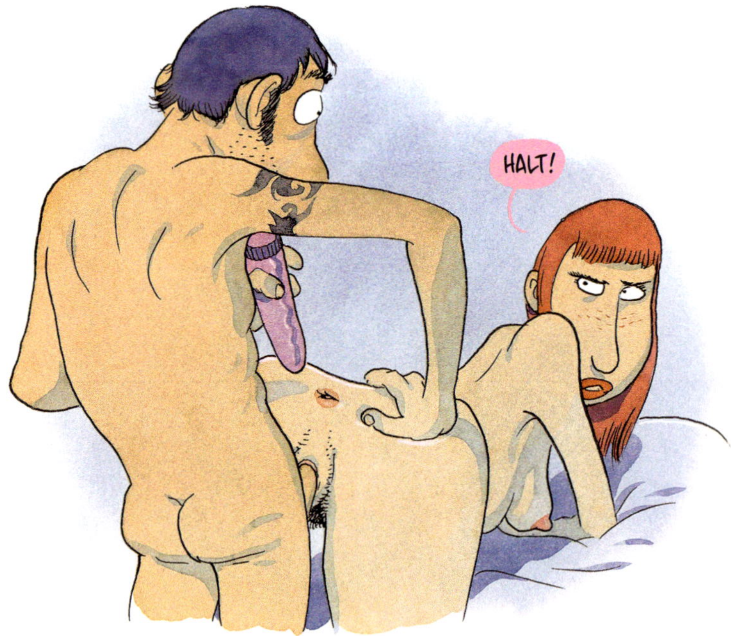

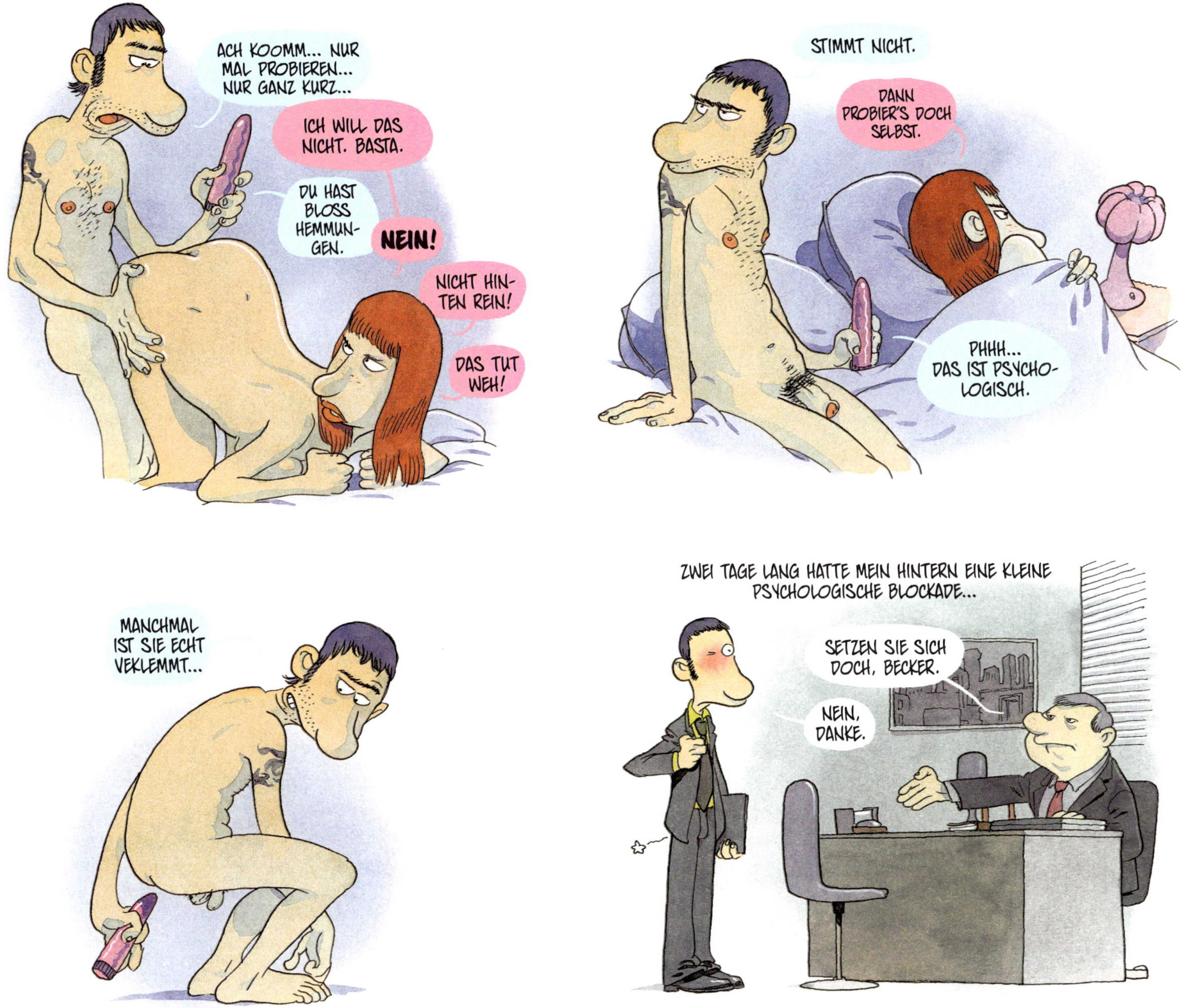
ACH KOOMM... NUR MAL PROBIEREN... NUR GANZ KURZ...
ICH WILL DAS NICHT. BASTA.
DU HAST BLOSS HEMMUN-GEN.
NEIN!
NICHT HIN-TEN REIN!
DAS TUT WEH!
STIMMT NICHT.
DANN PROBIER'S DOCH SELBST.
PHHH... DAS IST PSYCHO-LOGISCH.
MANCHMAL IST SIE ECHT VEKLEMMT...
ZWEI TAGE LANG HATTE MEIN HINTERN EINE KLEINE PSYCHOLOGISCHE BLOCKADE...
SETZEN SIE SICH DOCH, BECKER.
NEIN, DANKE.

Hair

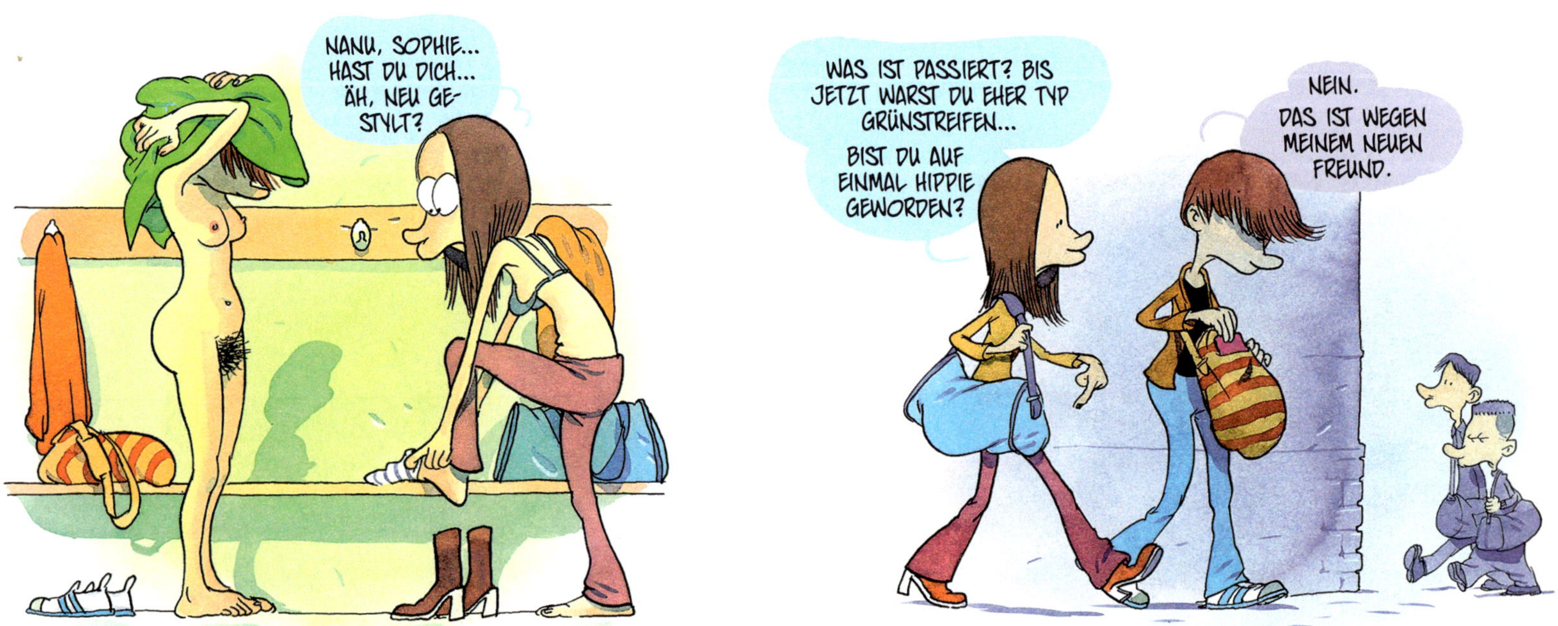

NANU, SOPHIE... HAST DU DICH... ÄH, NEU GESTYLT?
WAS IST PASSIERT? BIS JETZT WARST DU EHER TYP GRÜNSTREIFEN...
BIST DU AUF EINMAL HIPPIE GEWORDEN?
NEIN. DAS IST WEGEN MEINEM NEUEN FREUND.

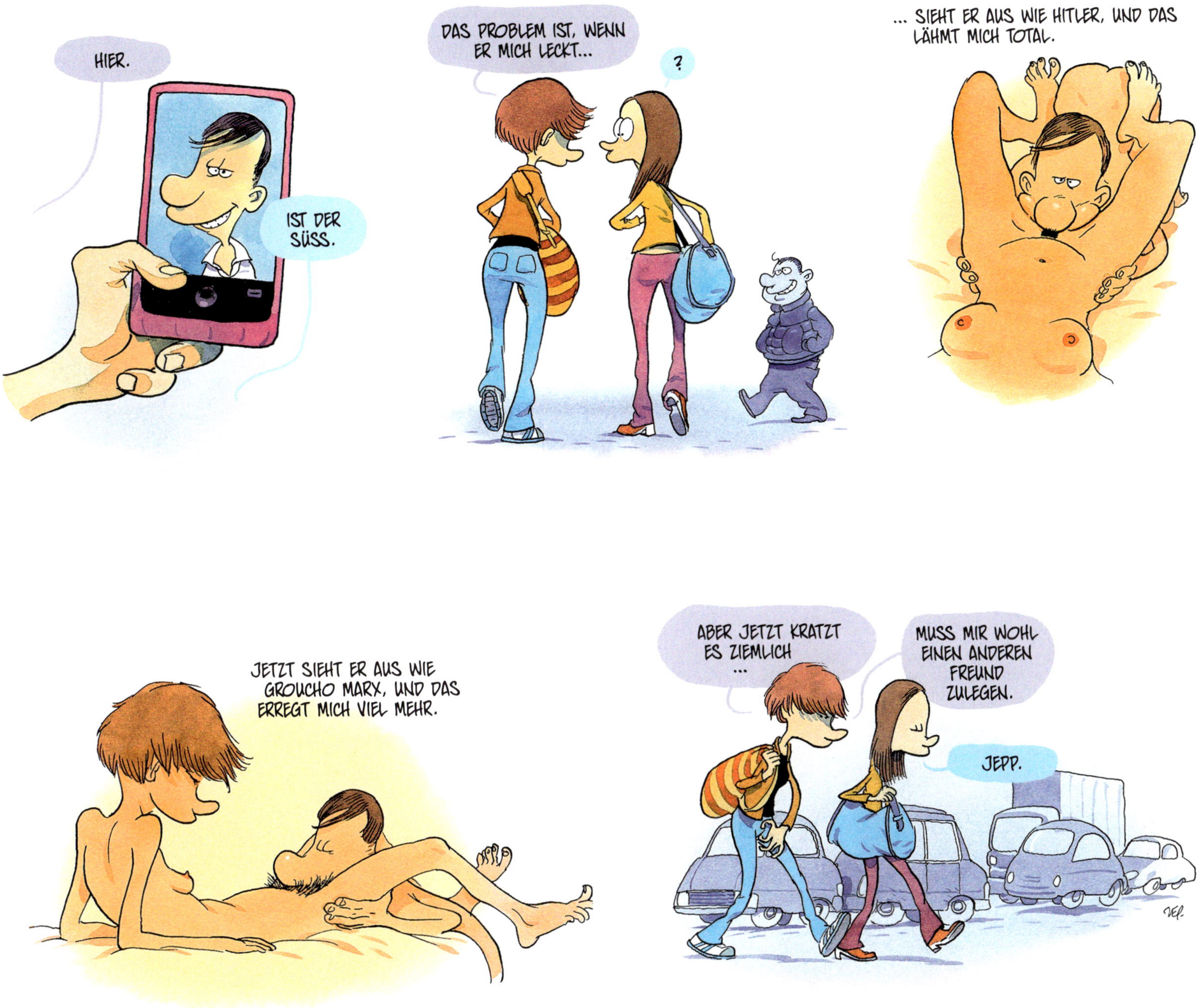
HIER.
IST DER SÜSS.
DAS PROBLEM IST, WENN ER MICH LECKT...
?
... SIEHT ER AUS WIE HITLER, UND DAS LÄHMT MICH TOTAL.
JETZT SIEHT ER AUS WIE GROUCHO MARX, UND DAS ERREGT MICH VIEL MEHR.
ABER JETZT KRATZT ES ZIEMLICH ...
MUSS MIR WOHL EINEN ANDEREN FREUND ZULEGEN.
JEPP.

Reporter ohne Grenzen

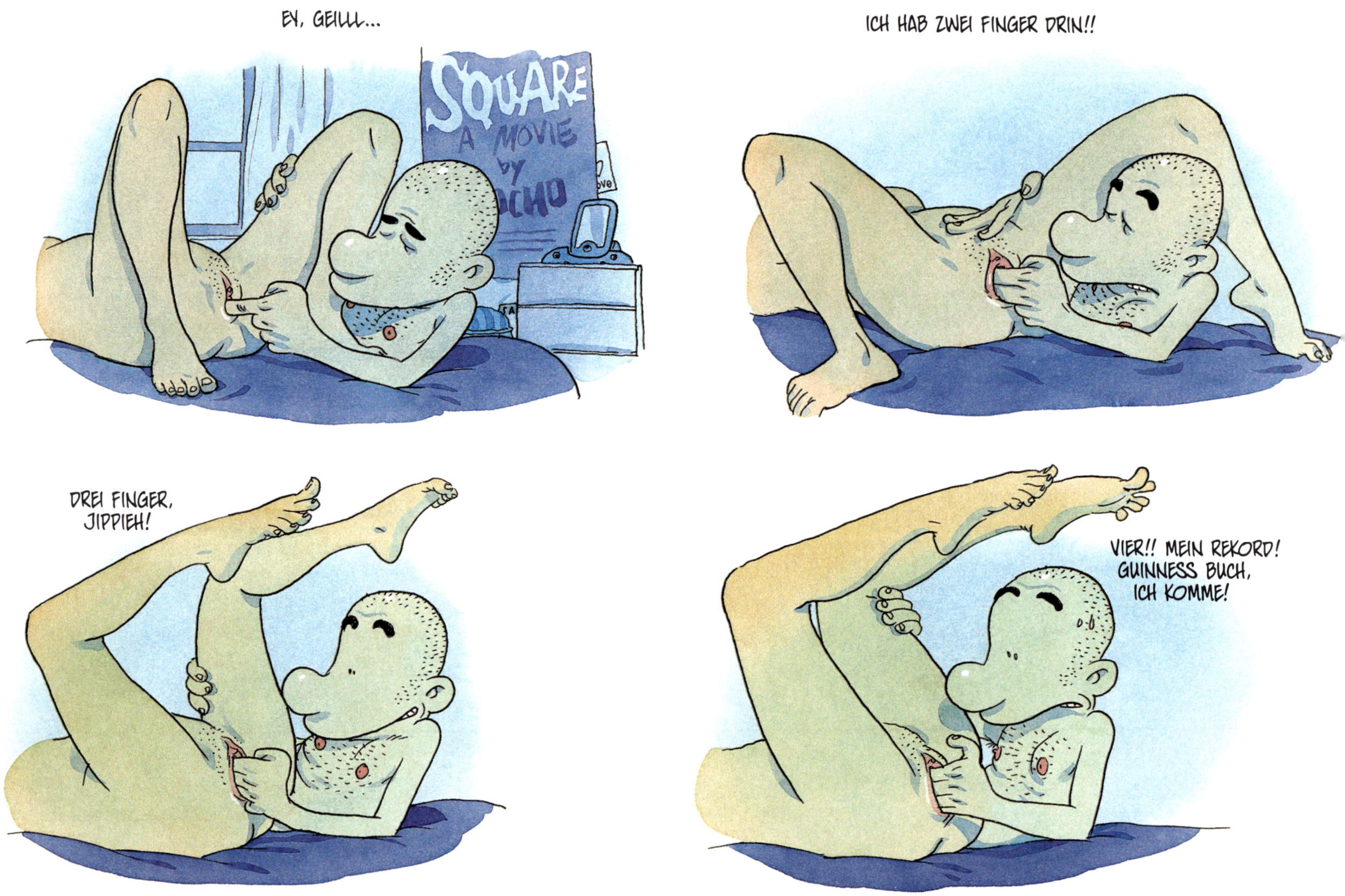

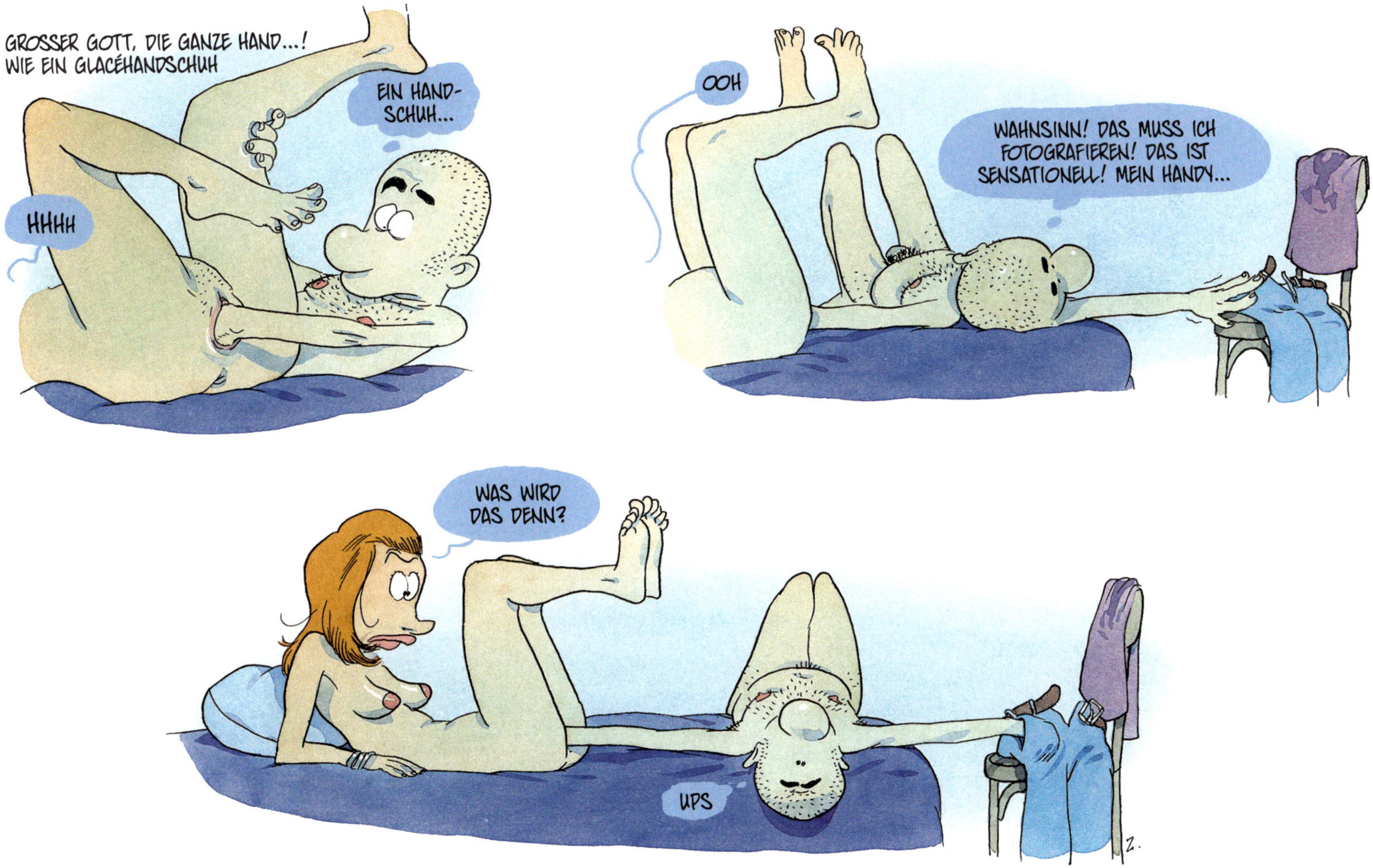
GROSSER GOTT, DIE GANZE HAND...! WIE EIN GLACÉHANDSCHUH
EIN HAND-SCHUH...
HHHH
OOH
WAHNSINN! DAS MUSS ICH FOTOGRAFIEREN! DAS IST SENSATIONELL! MEIN HANDY...
WAS WIRD DAS DENN?
UPS
Z.

Zu früh gefreut

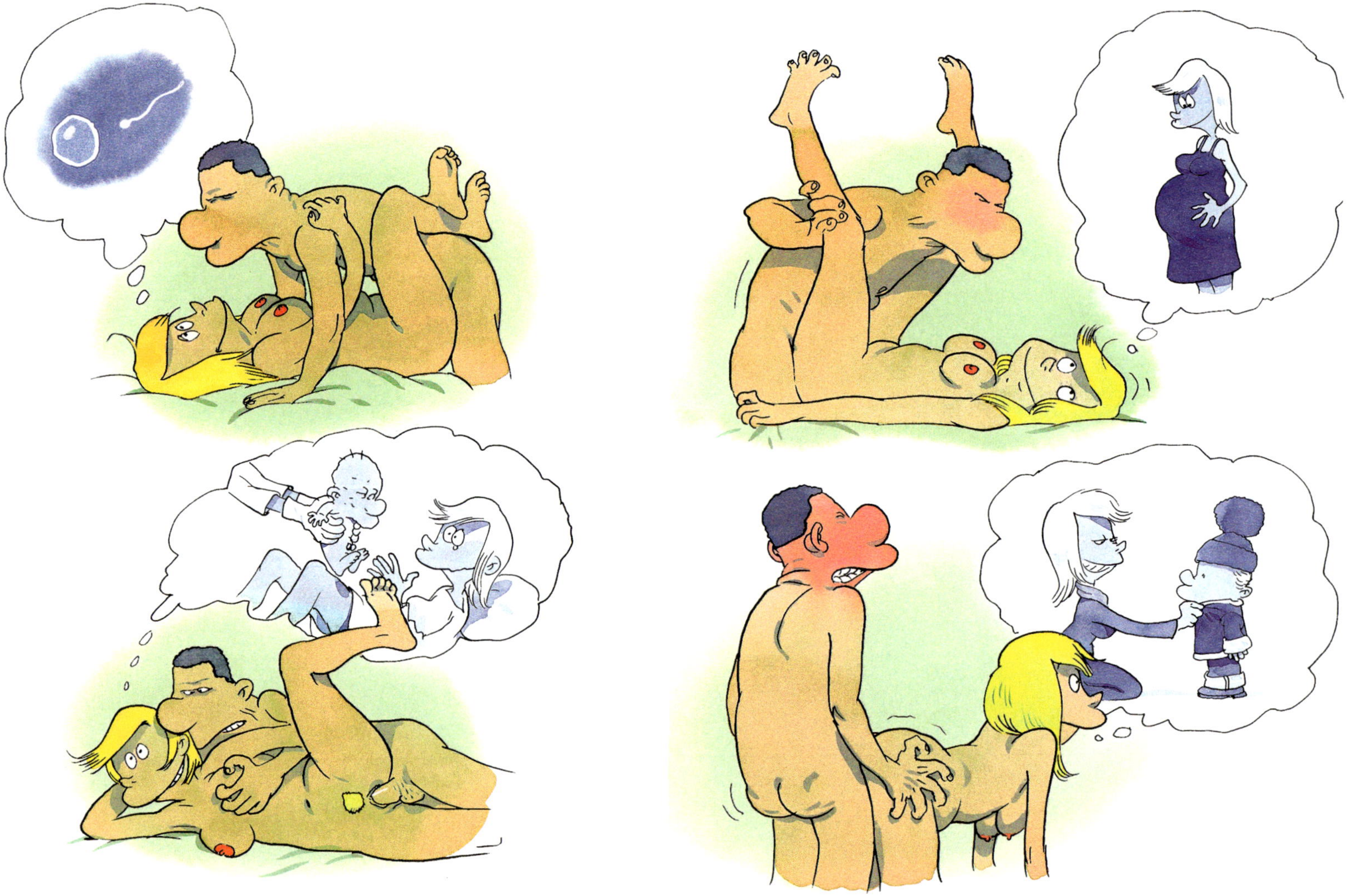

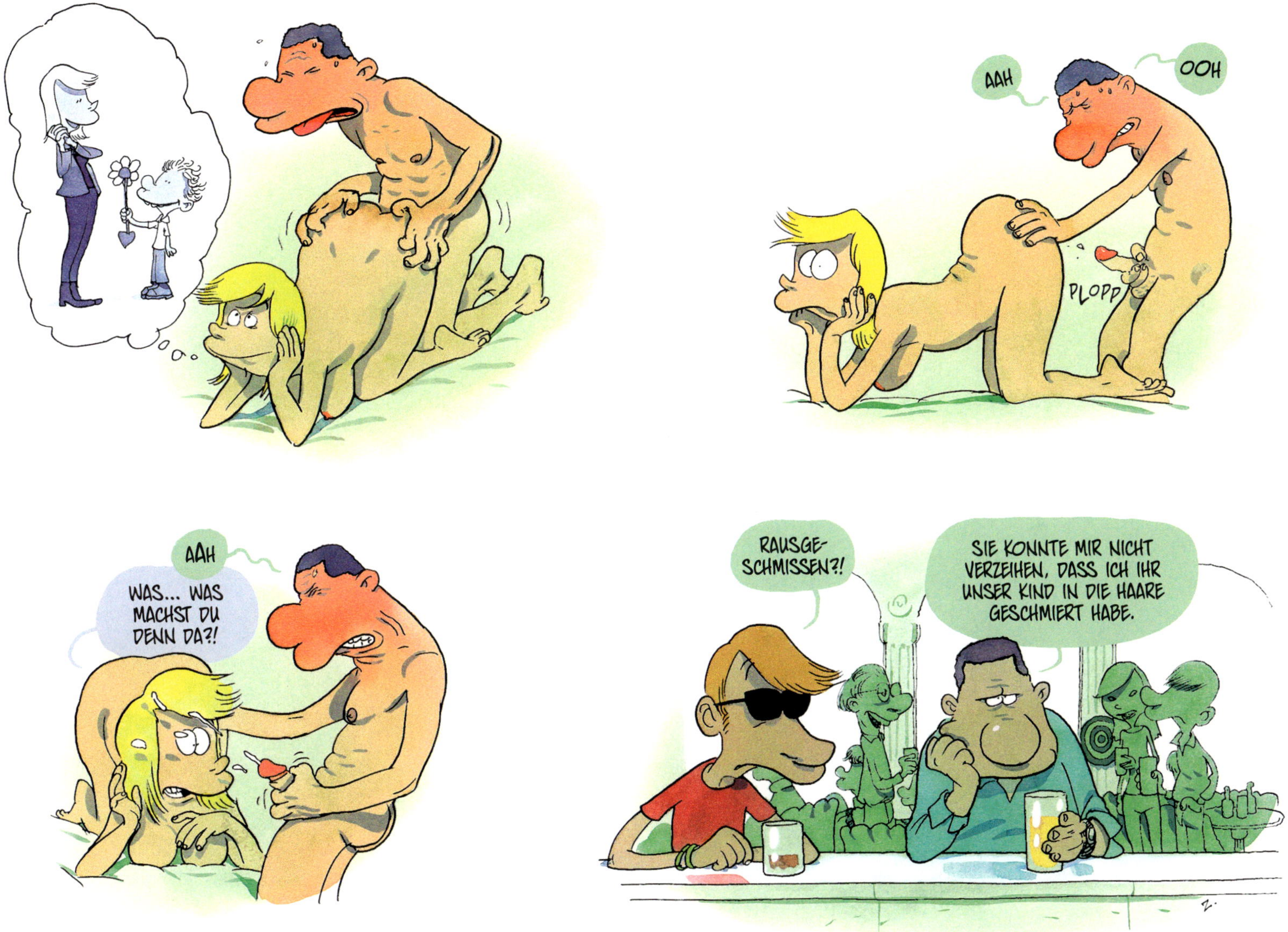
AAH
OOH
PLOPP
AAH
WAS... WAS MACHST DU DENN DA?!
RAUSGE-SCHMISSEN?!
SIE KONNTE MIR NICHT VERZEIHEN, DASS ICH IHR UNSER KIND IN DIE HAARE GESCHMIERT HABE.
Z.

Kutteln à la Maso

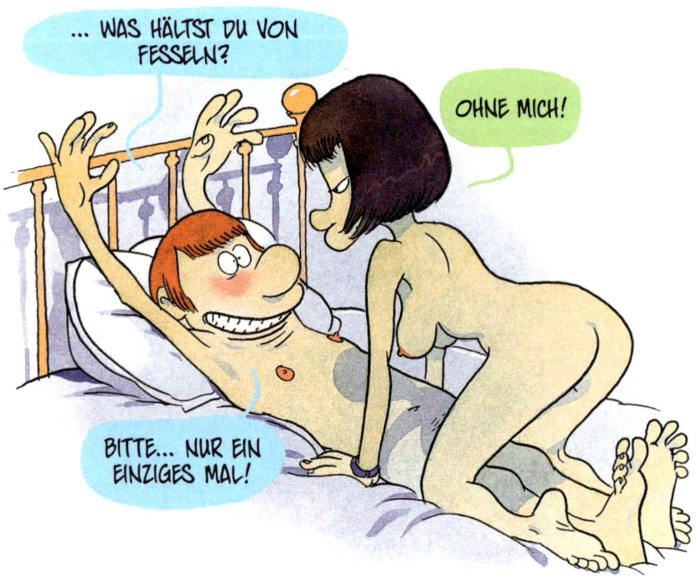
... WAS HÄLTST DU VON FESSELN?
OHNE MICH!
BITTE... NUR EIN EINZIGES MAL!

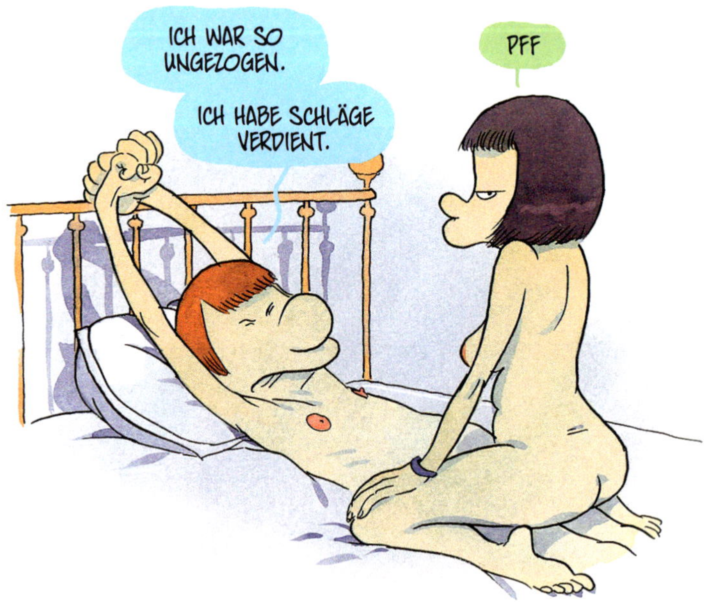
ICH WAR SO UNGEZOGEN.
ICH HABE SCHLÄGE VERDIENT.
PFF

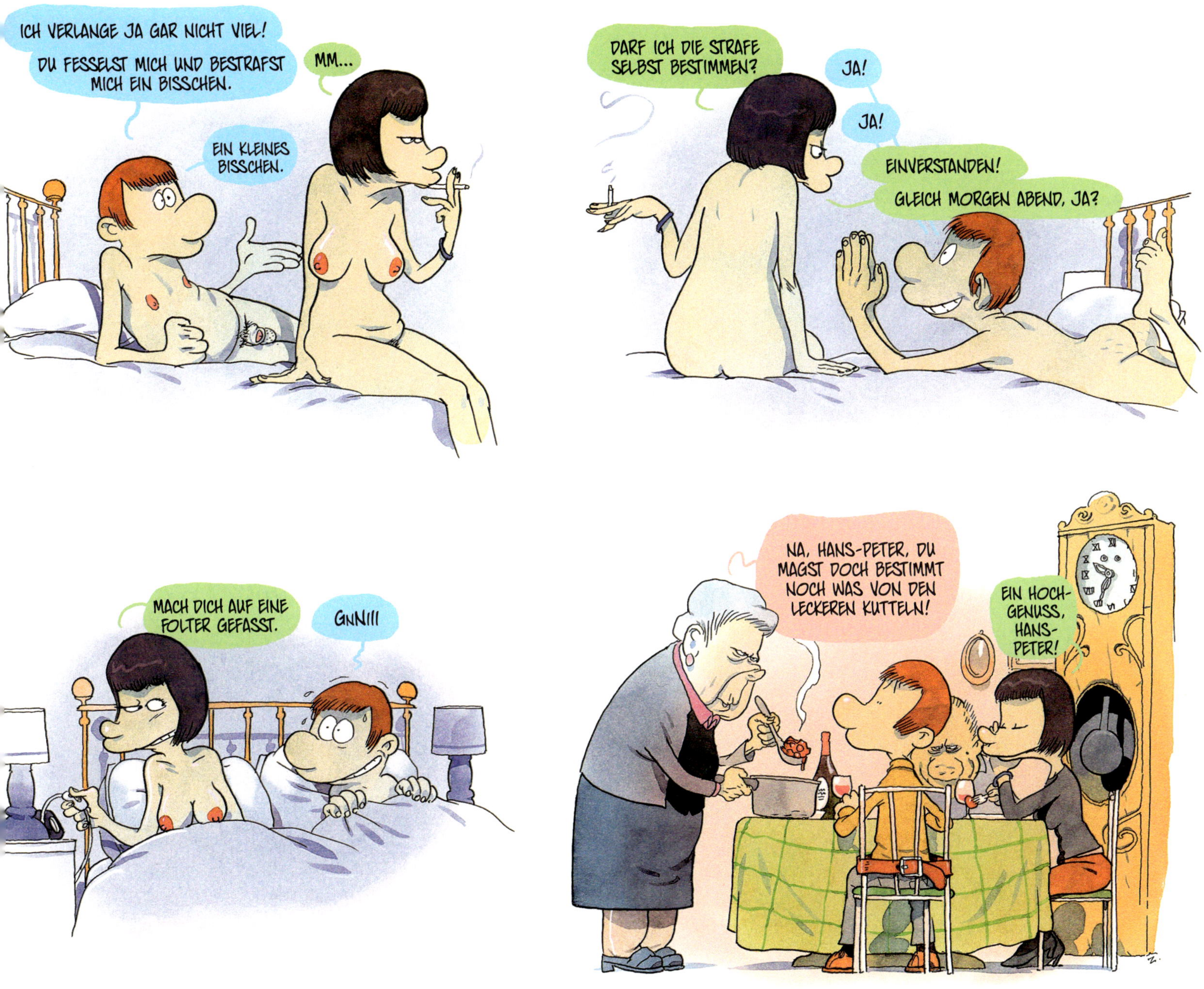
ICH VERLANGE JA GAR NICHT VIEL!
DU FESSELST MICH UND BESTRAFST MICH EIN BISSCHEN.
MM...
EIN KLEINES BISSCHEN.
DARF ICH DIE STRAFE SELBST BESTIMMEN?
JA!
JA!
EINVERSTANDEN!
GLEICH MORGEN ABEND, JA?
MACH DICH AUF EINE FOLTER GEFASST.
GNNIII
NA, HANS-PETER, DU MAGST DOCH BESTIMMT NOCH WAS VON DEN LECKEREN KUTTELN!
EIN HOCH-GENUSS, HANS-PETER!

Viagra

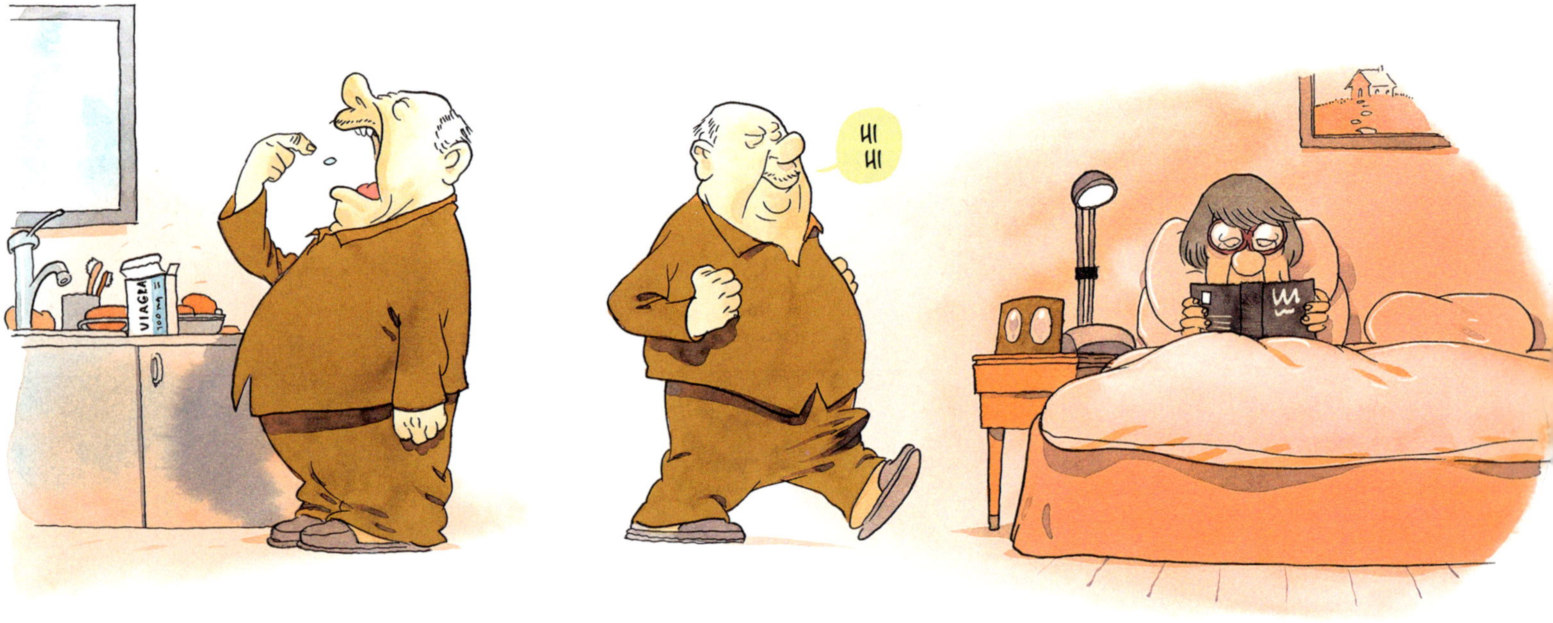

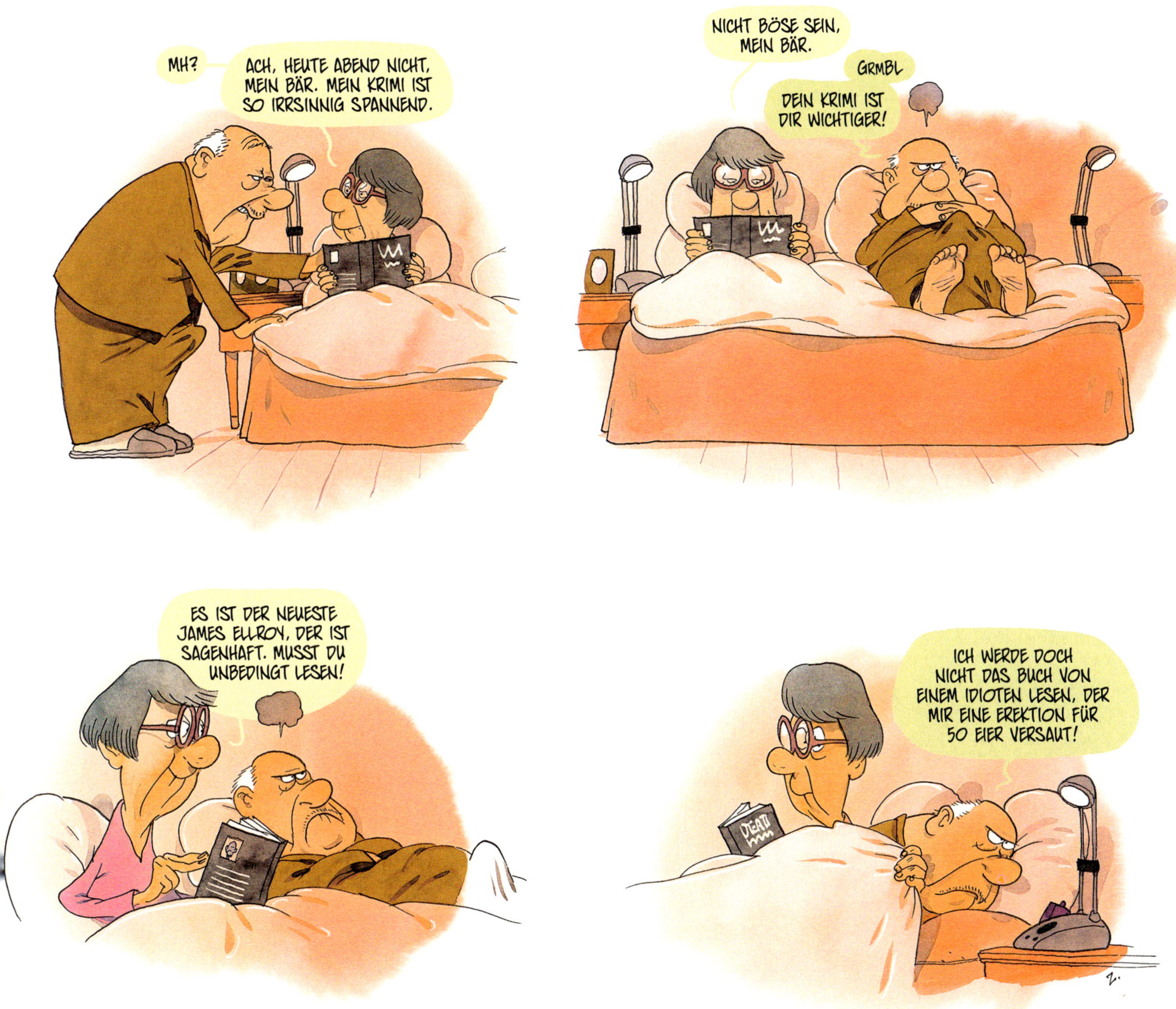
MH?
ACH, HEUTE ABEND NICHT, MEIN BÄR. MEIN KRIMI IST SO IRRSINNIG SPANNEND.
NICHT BÖSE SEIN, MEIN BÄR.
GRMBL
DEIN KRIMI IST DIR WICHTIGER!
ES IST DER NEUESTE JAMES ELLROY, DER IST SAGENHAFT. MUSST DU UNBEDINGT LESEN!
ICH WERDE DOCH NICHT DAS BUCH VON EINEM IDIOTEN LESEN, DER MIR EINE EREKTION FÜR 50 EIER VERSAUT!

Thermodynamik

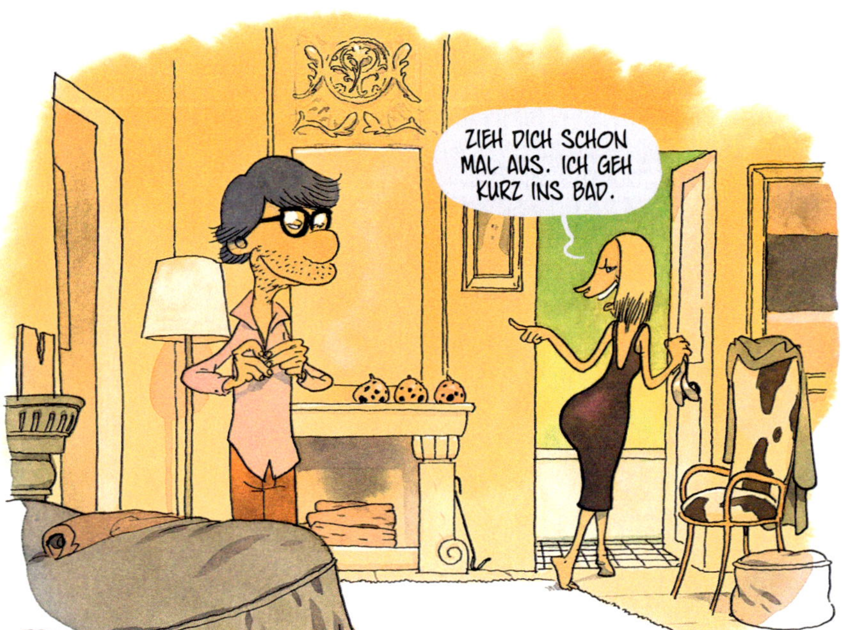
ZIEH DICH SCHON MAL AUS. ICH GEH KURZ INS BAD.

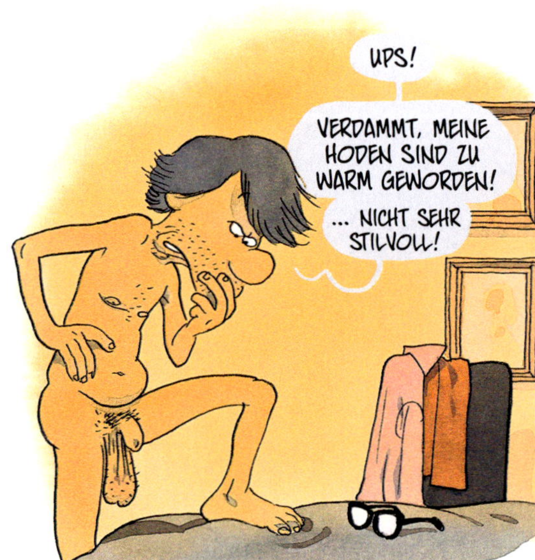
UPS!
VERDAMMT, MEINE HODEN SIND ZU WARM GEWORDEN!
... NICHT SEHR STILVOLL!

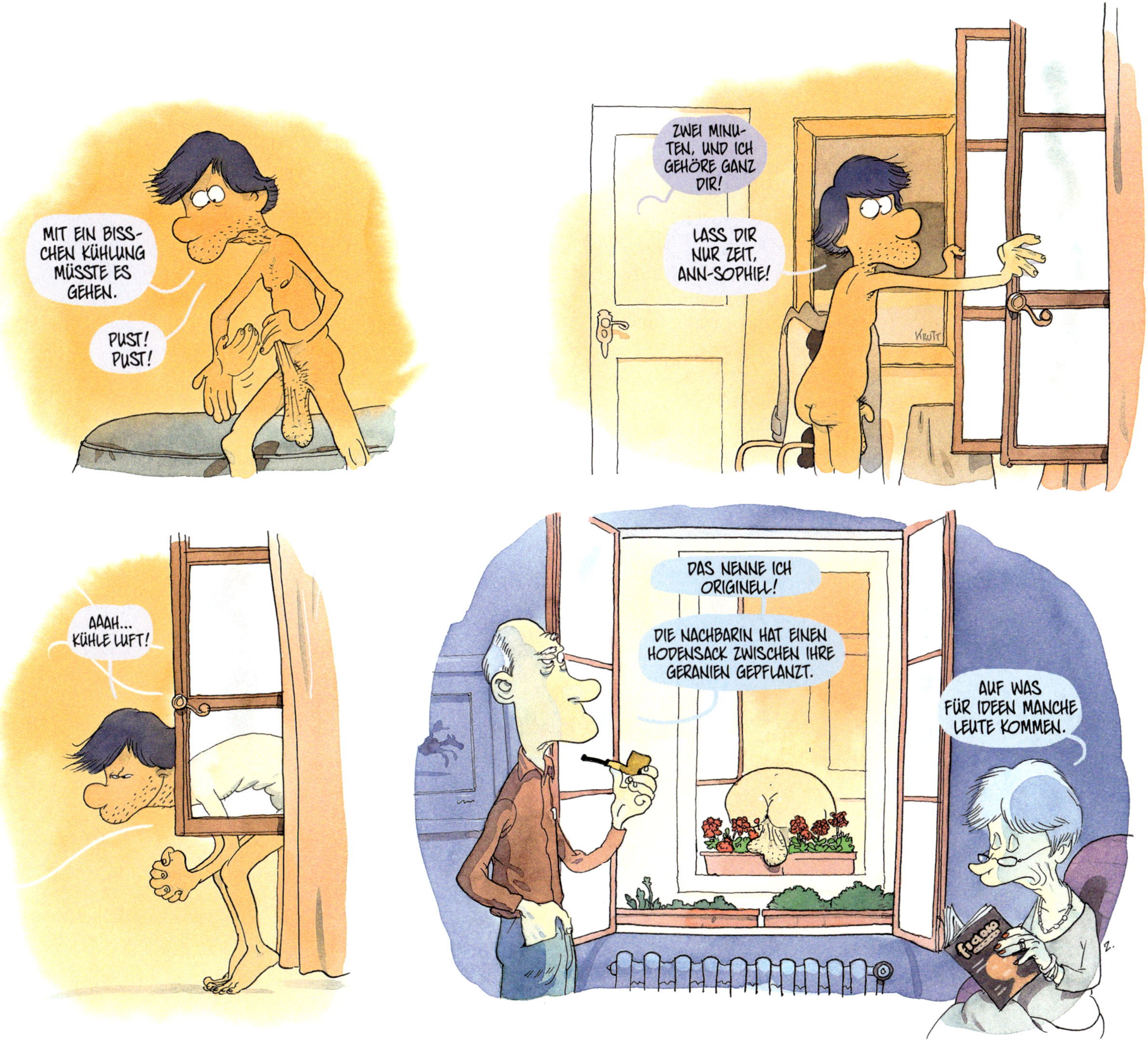
MIT EIN BISSCHEN KÜHLUNG MÜSSTE ES GEHEN.
PUST! PUST!
ZWEI MINUTEN, UND ICH GEHÖRE GANZ DIR!
LASS DIR NUR ZEIT, ANN-SOPHIE!
AAAH... KÜHLE LUFT!
DAS NENNE ICH ORIGINELL!
DIE NACHBARIN HAT EINEN HODENSACK ZWISCHEN IHRE GERANIEN GEPFLANZT.
AUF WAS FÜR IDEEN MANCHE LEUTE KOMMEN.

Der Rivale

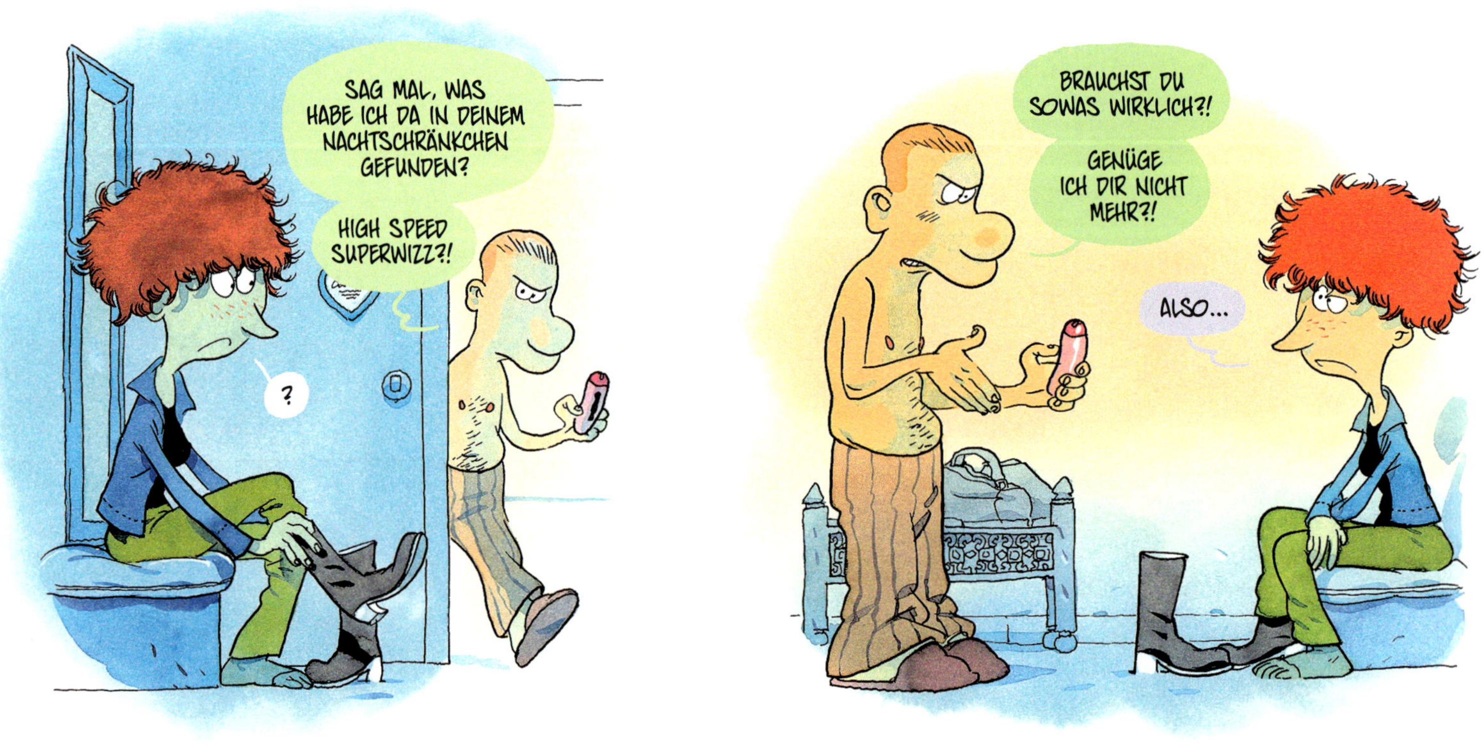
SAG MAL, WAS HABE ICH DA IN DEINEM NACHTSCHRÄNKCHEN GEFUNDEN?
HIGH SPEED SUPERWIZZ?!
?
BRAUCHST DU SOWAS WIRKLICH?!
GENÜGE ICH DIR NICHT MEHR?!
ALSO...

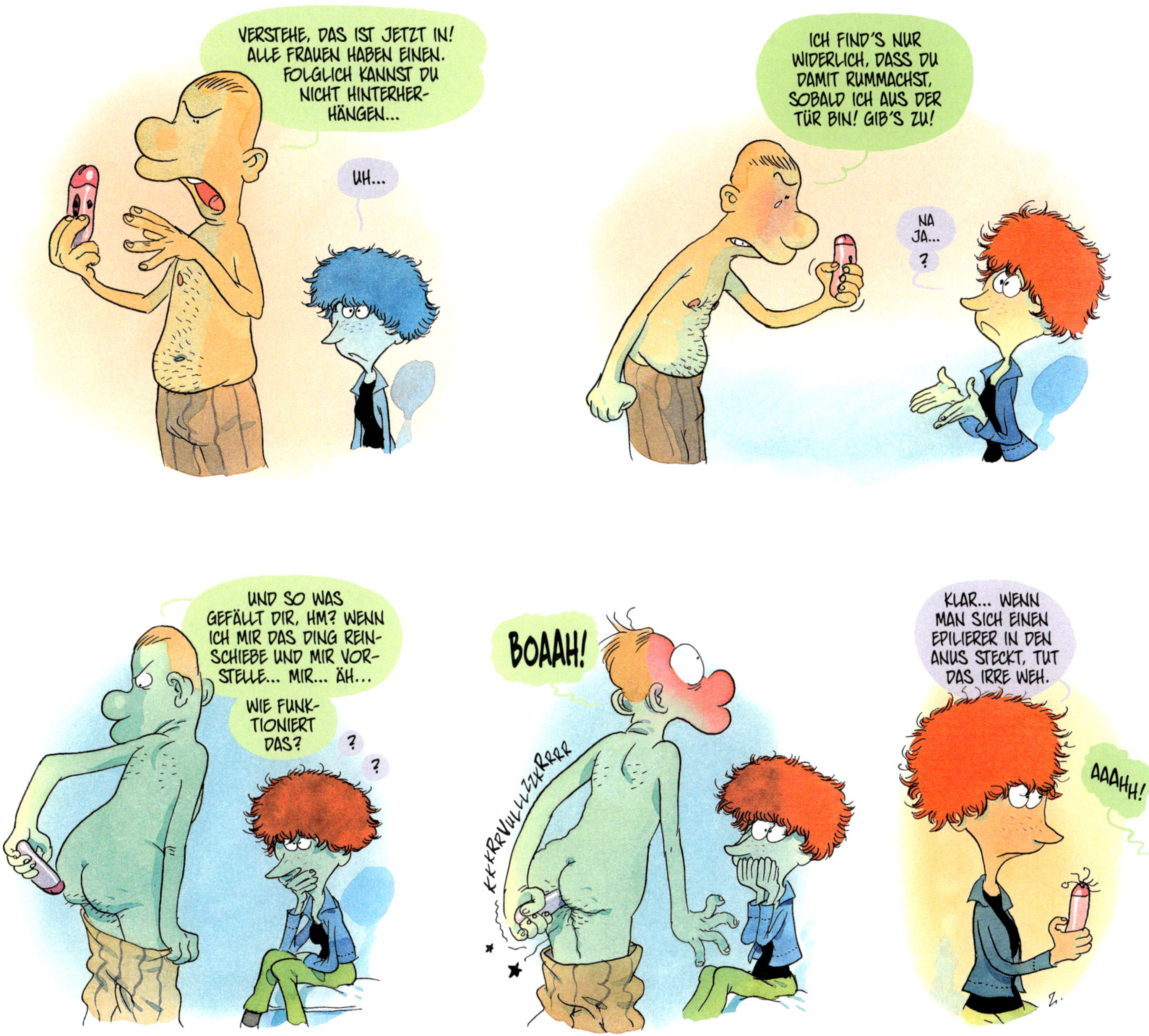
VERSTEHE, DAS IST JETZT IN! ALLE FRAUEN HABEN EINEN. FOLGLICH KANNST DU NICHT HINTERHER-HÄNGEN...
UH...
ICH FIND'S NUR WIDERLICH, DASS DU DAMIT RUMMACHST, SOBALD ICH AUS DER TÜR BIN! GIB'S ZU!
NA JA...
?
UND SO WAS GEFÄLLT DIR, HM? WENN ICH MIR DAS DING REIN-SCHIEBE UND MIR VOR-STELLE... MIR... ÄH...
WIE FUNK-TIONIERT DAS?
?
?
BOAAH!
KKKRRVULLLZZZRRRR
KLAR... WENN MAN SICH EINEN EPILIERER IN DEN ANUS STECKT, TUT DAS IRRE WEH.
AAAHH!

Gaumenfreuden

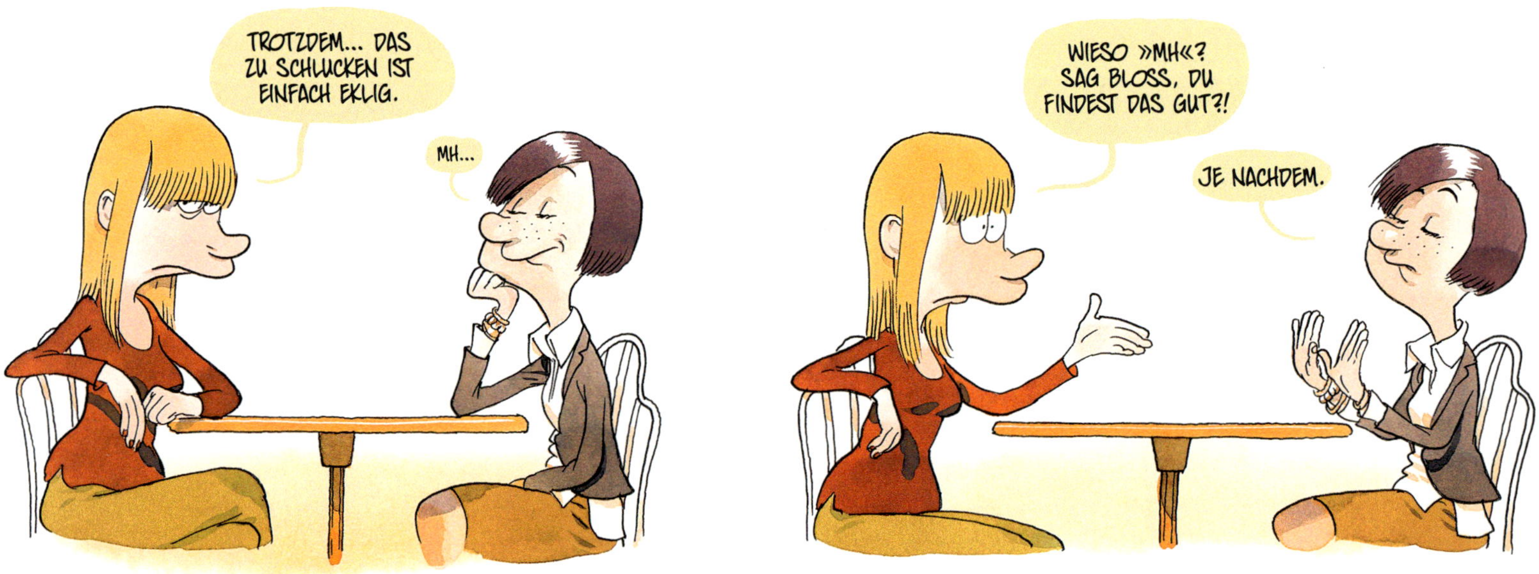
TROTZDEM... DAS ZU SCHLUCKEN IST EINFACH EKLIG.
MH...
WIESO »MH«? SAG BLOSS, DU FINDEST DAS GUT?!
JE NACHDEM.

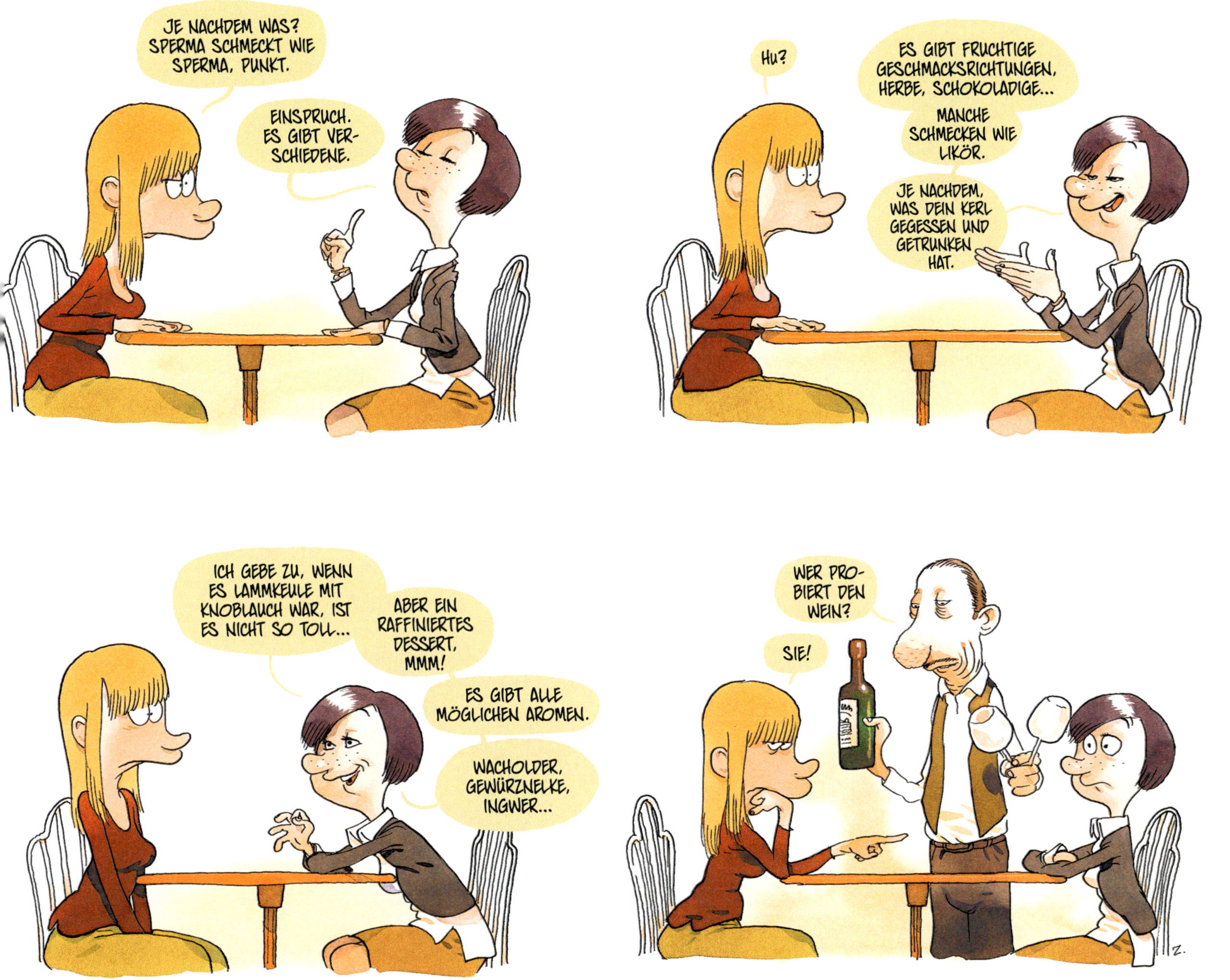
JE NACHDEM WAS? SPERMA SCHMECKT WIE SPERMA, PUNKT.
EINSPRUCH. ES GIBT VER-SCHIEDENE.
HU?
ES GIBT FRUCHTIGE GESCHMACKSRICHTUNGEN, HERBE, SCHOKOLADIGE...
MANCHE SCHMECKEN WIE LIKÖR.
JE NACHDEM, WAS DEIN KERL GEGESSEN UND GETRUNKEN HAT.
ICH GEBE ZU, WENN ES LAMMKEULE MIT KNOBLAUCH WAR, IST ES NICHT SO TOLL...
ABER EIN RAFFINIERTES DESSERT, MMM!
ES GIBT ALLE MÖGLICHEN AROMEN.
WACHOLDER, GEWÜRZNELKE, INGWER...
WER PRO-BIERT DEN WEIN?
SIE!

Die E-Mail

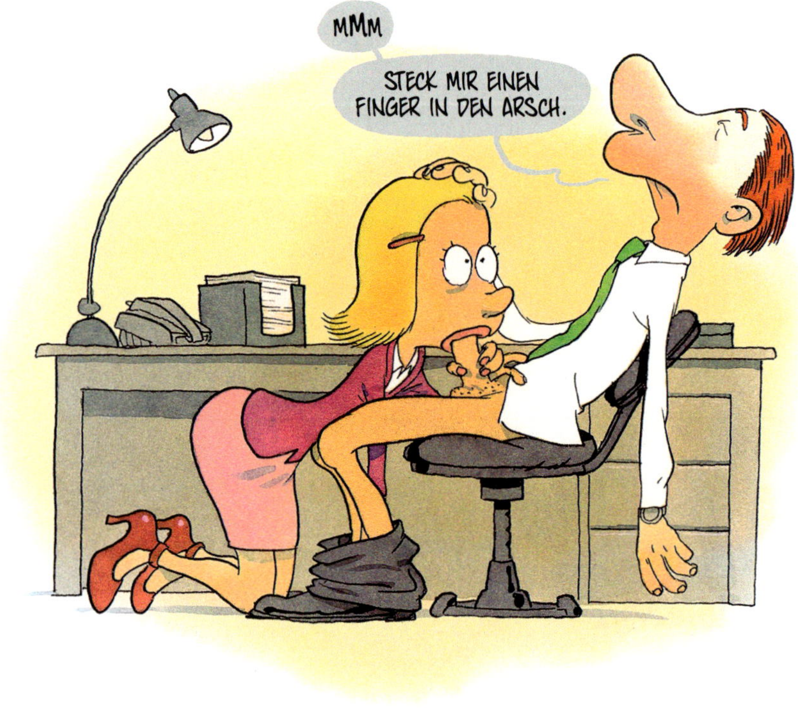

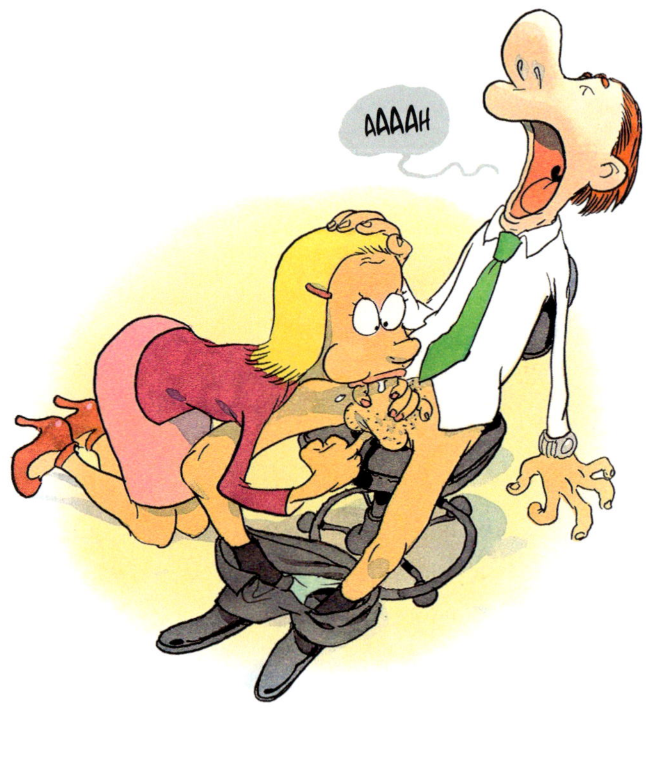

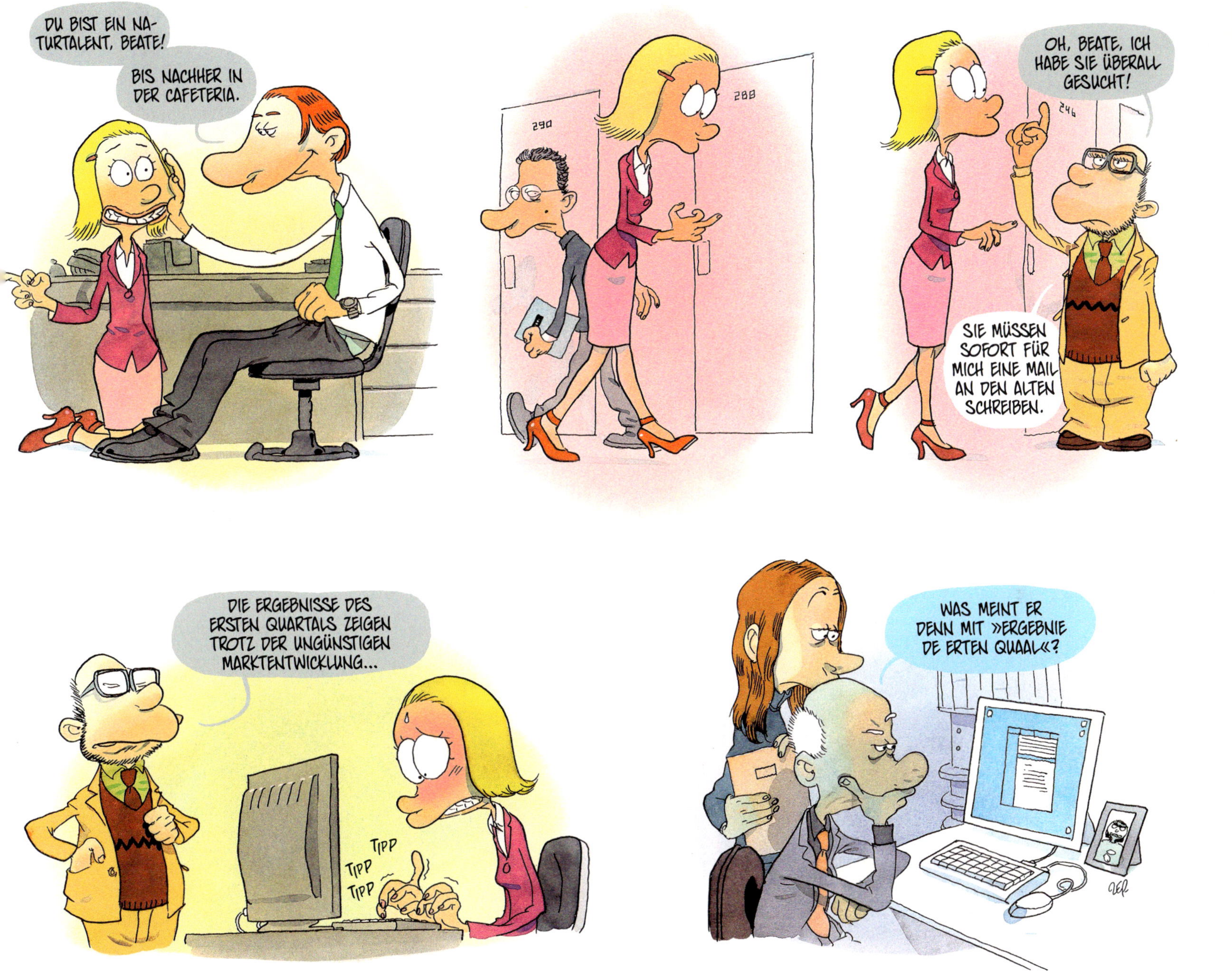
DU BIST EIN NATURTALENT, BEATE!
BIS NACHHER IN DER CAFETERIA.
OH, BEATE, ICH HABE SIE ÜBERALL GESUCHT!
SIE MÜSSEN SOFORT FÜR MICH EINE MAIL AN DEN ALTEN SCHREIBEN.
DIE ERGEBNISSE DES ERSTEN QUARTALS ZEIGEN TROTZ DER UNGÜNSTIGEN MARKTENTWICKLUNG...
TIPP
TIPP
TIPP
WAS MEINT ER DENN MIT »ERGEBNIE DE ERTEN QUAAL«?

Sonntagmorgen

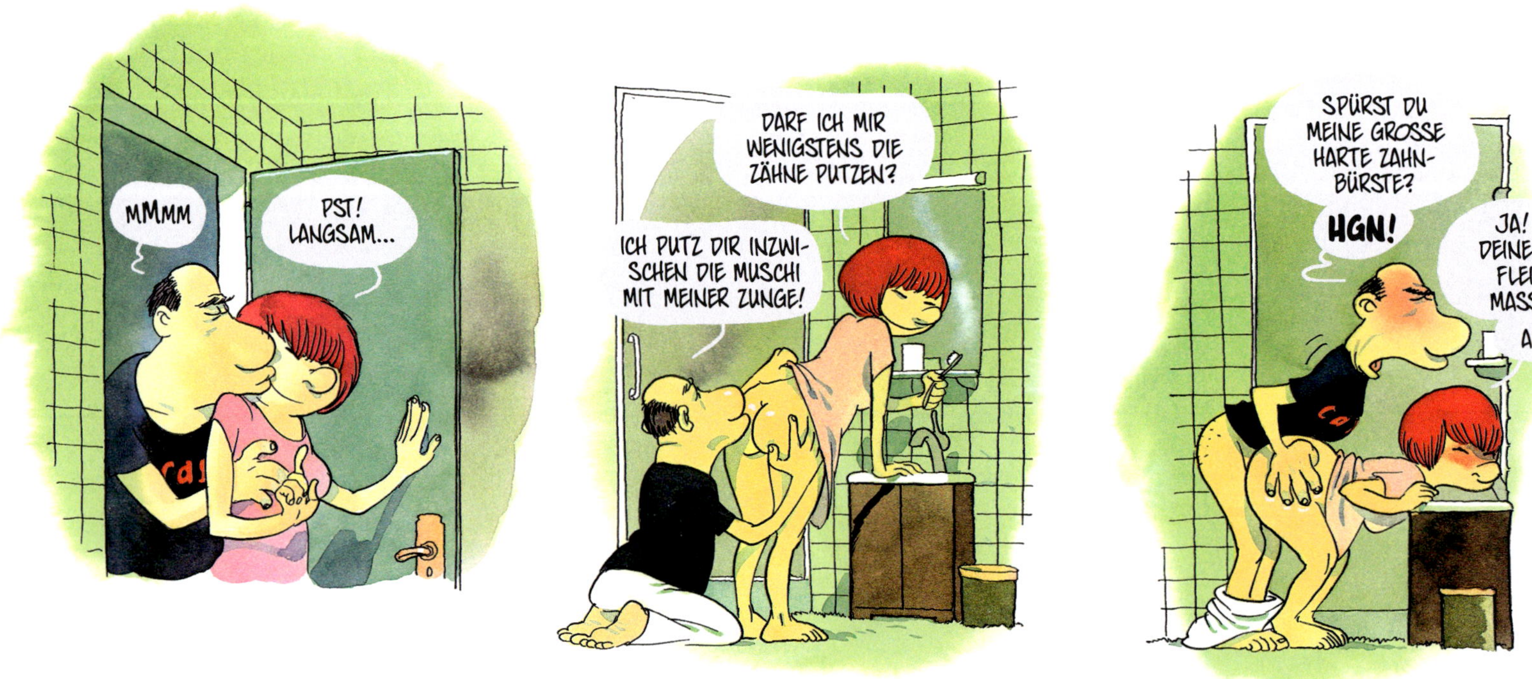
MMMM
PST! LANGSAM...
DARF ICH MIR WENIGSTENS DIE ZÄHNE PUTZEN?
ICH PUTZ DIR INZWISCHEN DIE MUSCHI MIT MEINER ZUNGE!
SPÜRST DU MEINE GROSSE HARTE ZAHNBÜRSTE?
HGN!
JA! GUT, DEINE ZAHNFLEISCH-MASSAGE!
AAH!

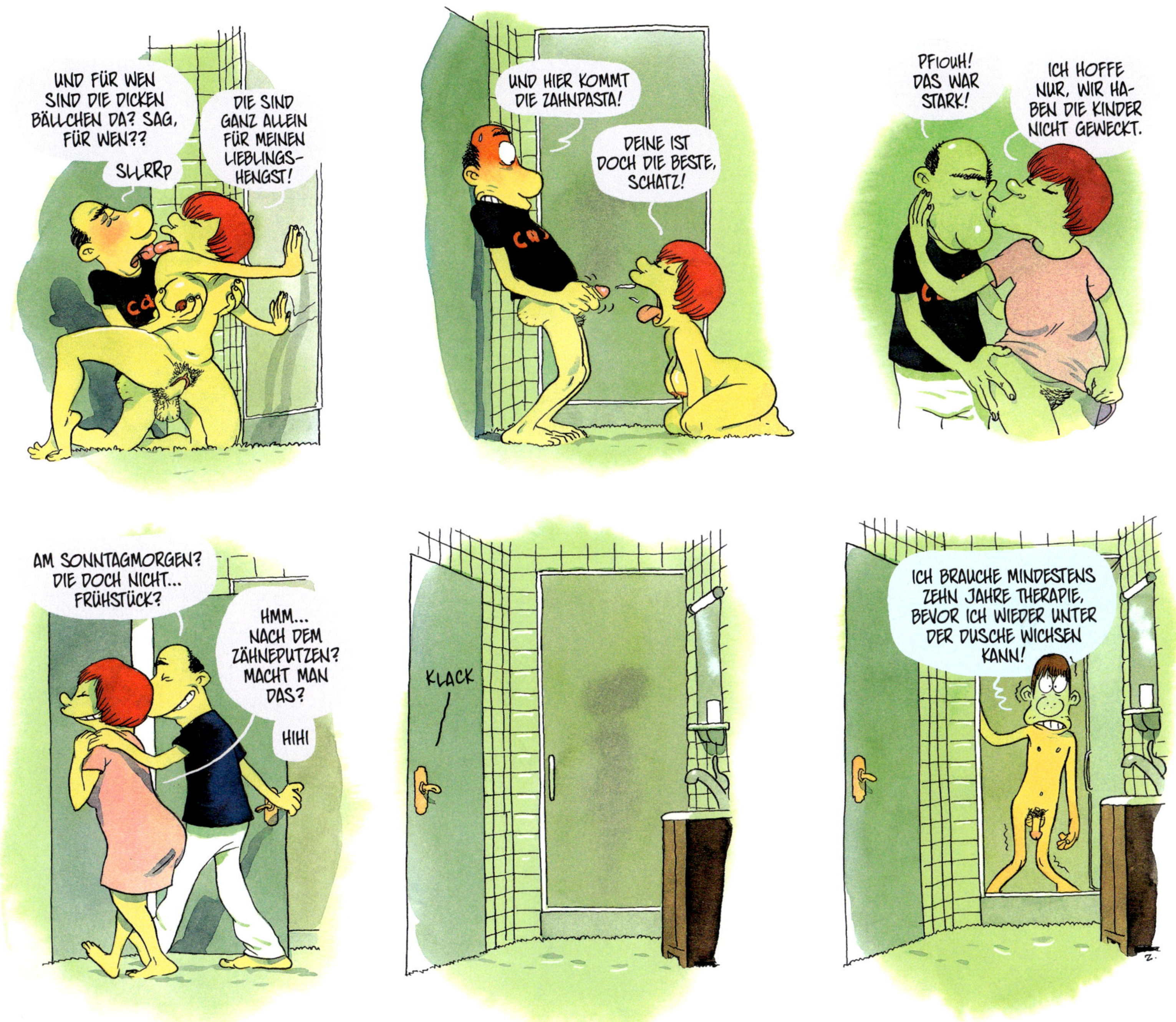
UND FÜR WEN SIND DIE DICKEN BÄLLCHEN DA? SAG, FÜR WEN??
SLLRRP
DIE SIND GANZ ALLEIN FÜR MEINEN LIEBLINGS-HENGST!
UND HIER KOMMT DIE ZAHNPASTA!
DEINE IST DOCH DIE BESTE, SCHATZ!
PFIOUH! DAS WAR STARK!
ICH HOFFE NUR, WIR HABEN DIE KINDER NICHT GEWECKT.
AM SONNTAGMORGEN? DIE DOCH NICHT... FRÜHSTÜCK?
HMM... NACH DEM ZÄHNEPUTZEN? MACHT MAN DAS?
HIHI
KLACK
ICH BRAUCHE MINDESTENS ZEHN JAHRE THERAPIE, BEVOR ICH WIEDER UNTER DER DUSCHE WICHSEN KANN!

Captain Bite

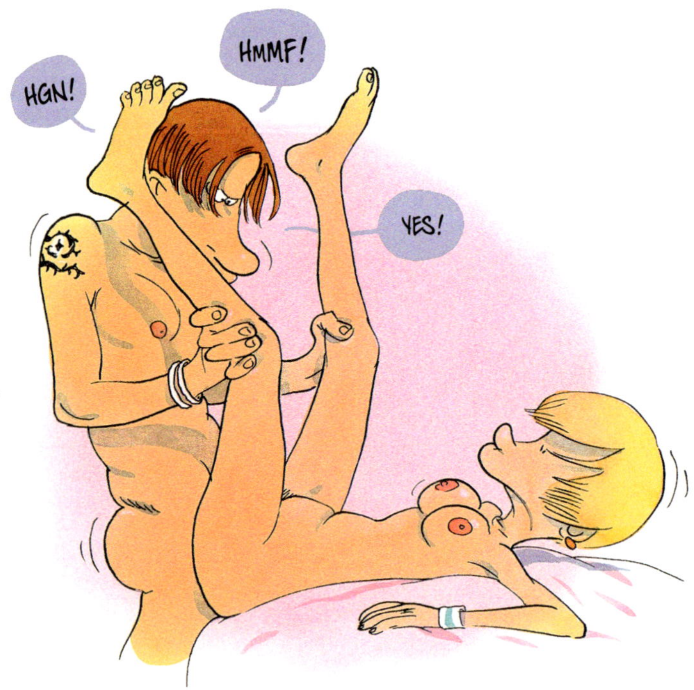

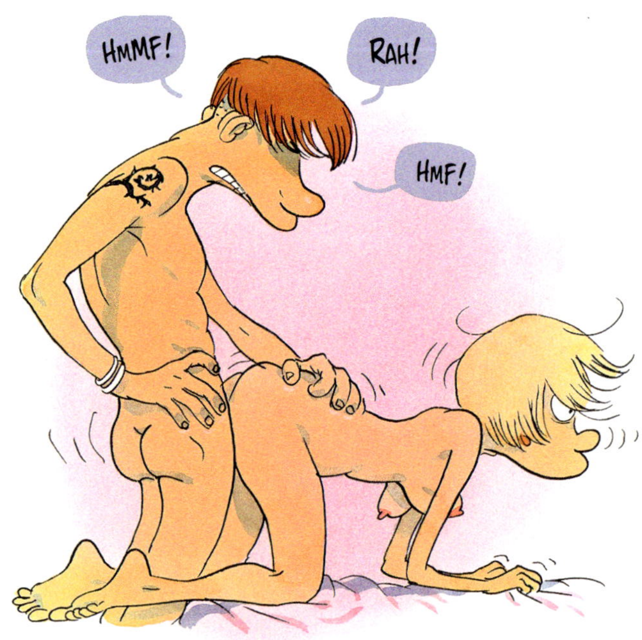

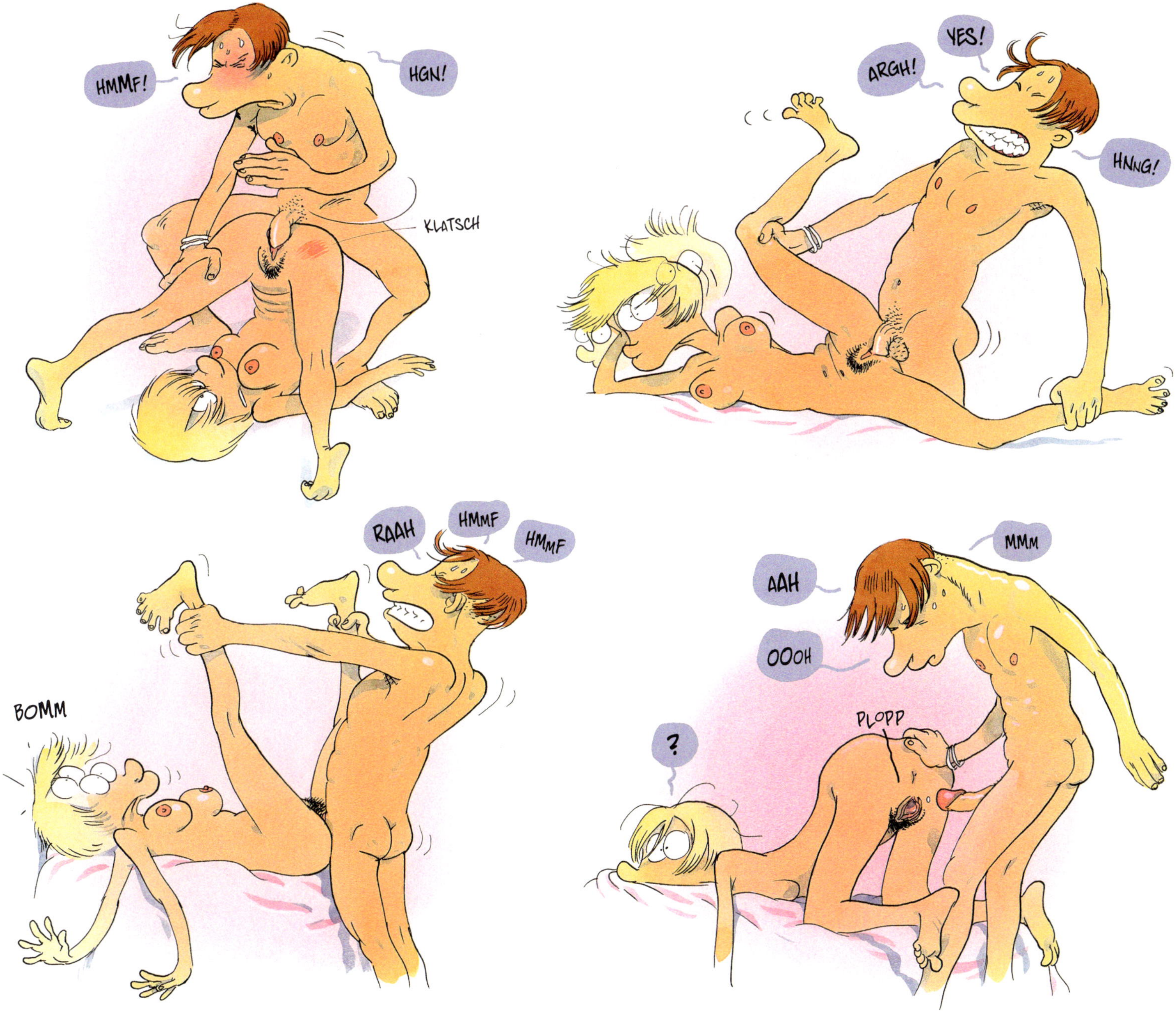
HMMF!
HGN!
KLATSCH
ARGH!
YES!
HNNG!
RAAH
HMMF
HMMF
BOMM
MMM
AAH
OOOH
PLOPP
?

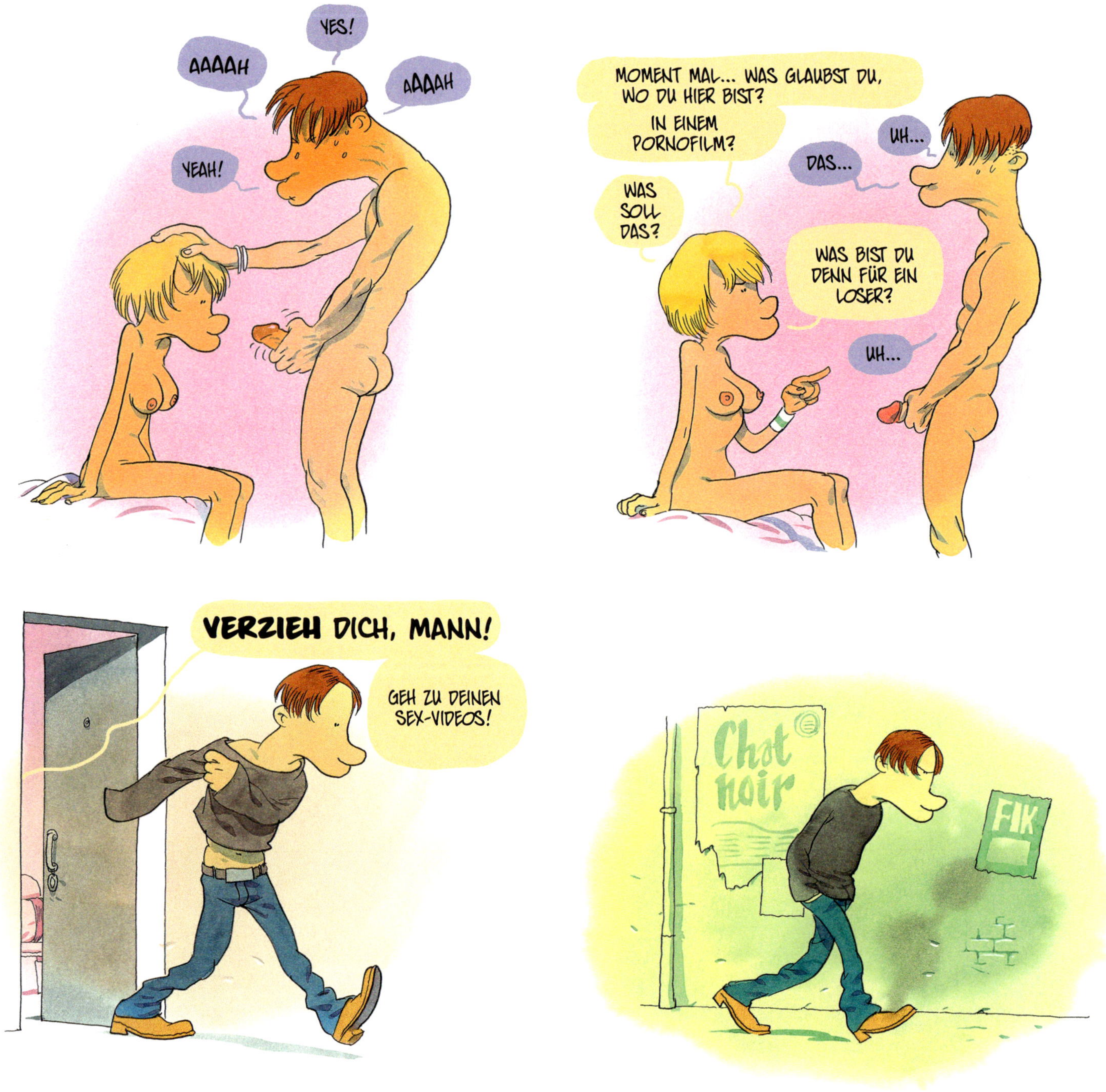
AAAAH
YES!
AAAAH
YEAH!
MOMENT MAL... WAS GLAUBST DU, WO DU HIER BIST?
IN EINEM PORNOFILM?
UH...
DAS...
WAS SOLL DAS?
WAS BIST DU DENN FÜR EIN LOSER?
UH...
VERZIEH DICH, MANN!
GEH ZU DEINEN SEX-VIDEOS!
Chat noir
FIK

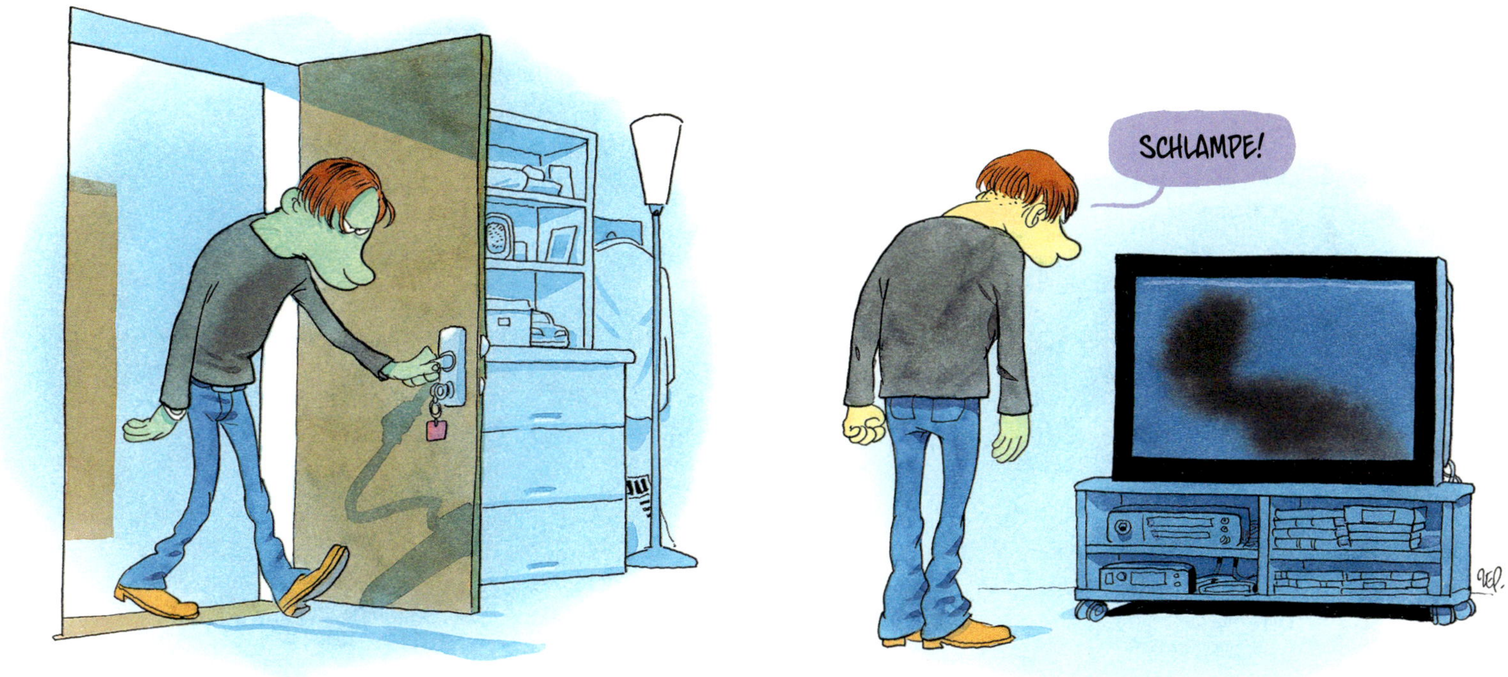
SCHLAMPE!

Gold und Silber

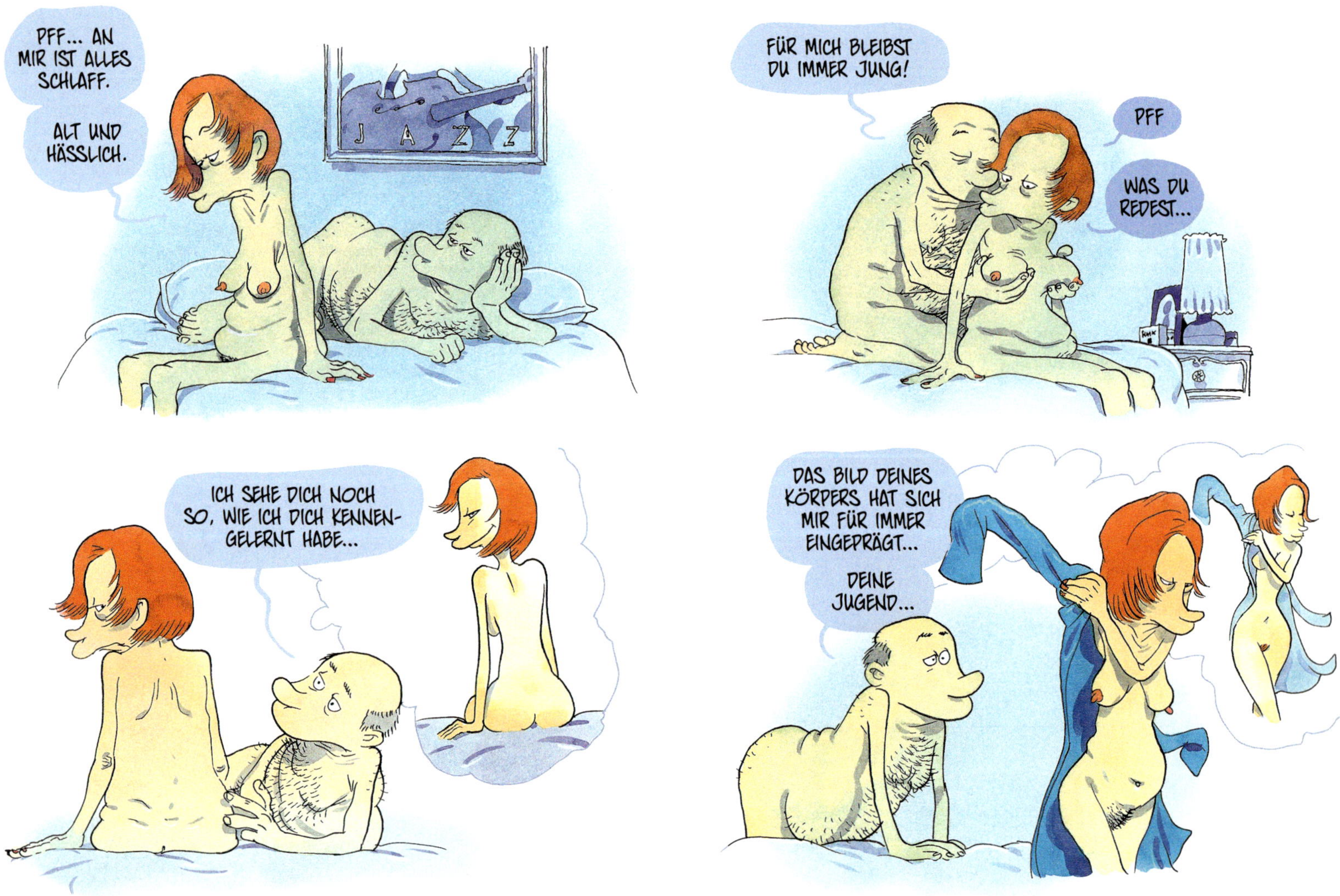
PFF… AN MIR IST ALLES SCHLAFF.
ALT UND HÄSSLICH.
JAZZ
FÜR MICH BLEIBST DU IMMER JUNG!
PFF
WAS DU REDEST…
ICH SEHE DICH NOCH SO, WIE ICH DICH KENNEN-GELERNT HABE…
DAS BILD DEINES KÖRPERS HAT SICH MIR FÜR IMMER EINGEPRÄGT…
DEINE JUGEND…

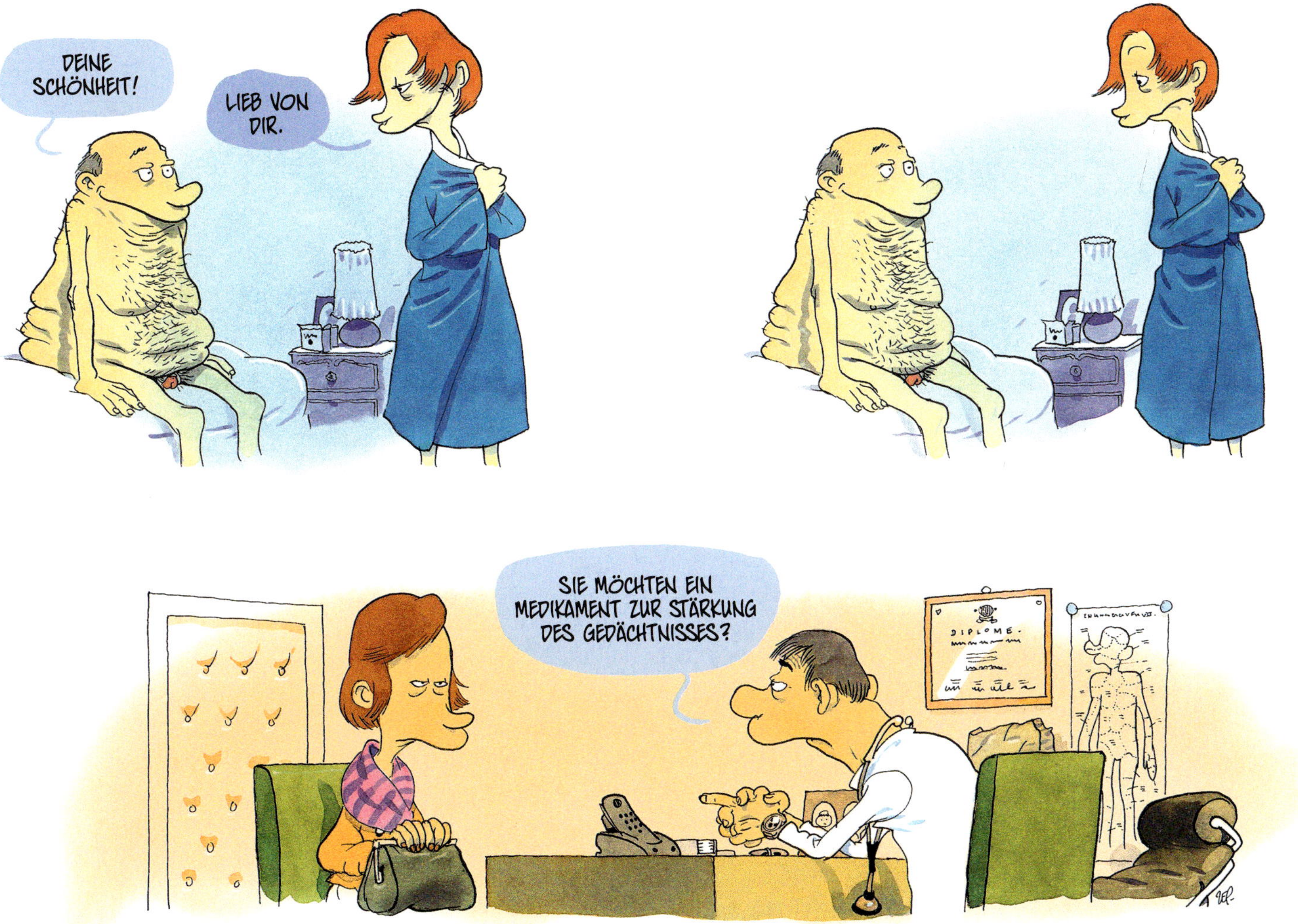
DEINE SCHÖNHEIT!
LIEB VON DIR.
SIE MÖCHTEN EIN MEDIKAMENT ZUR STÄRKUNG DES GEDÄCHTNISSES?

Blindekuh

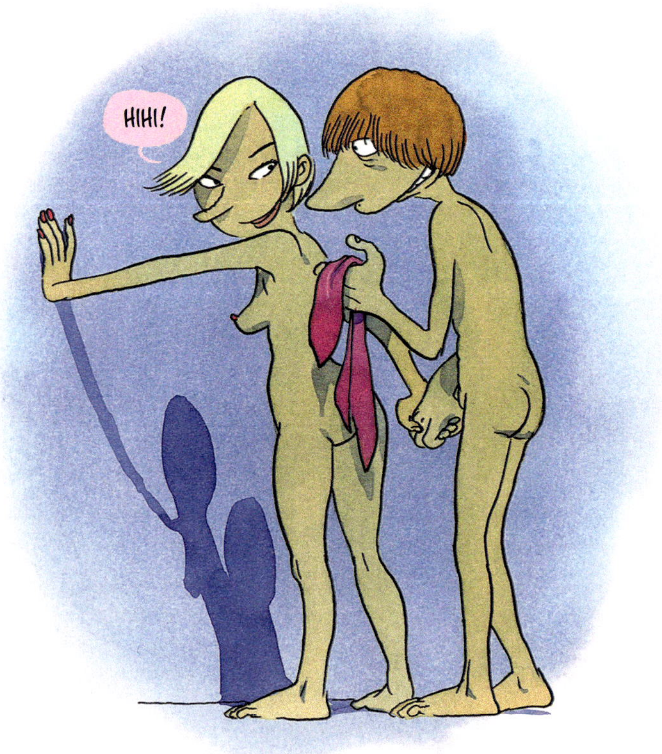

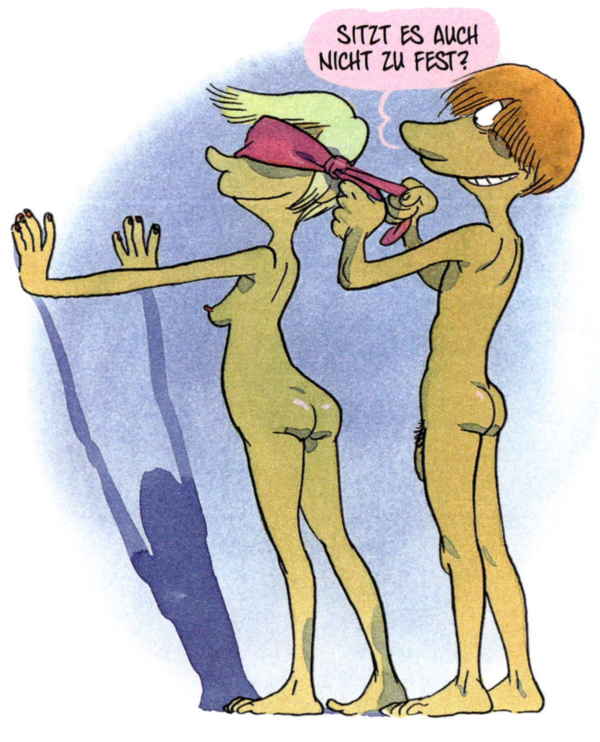

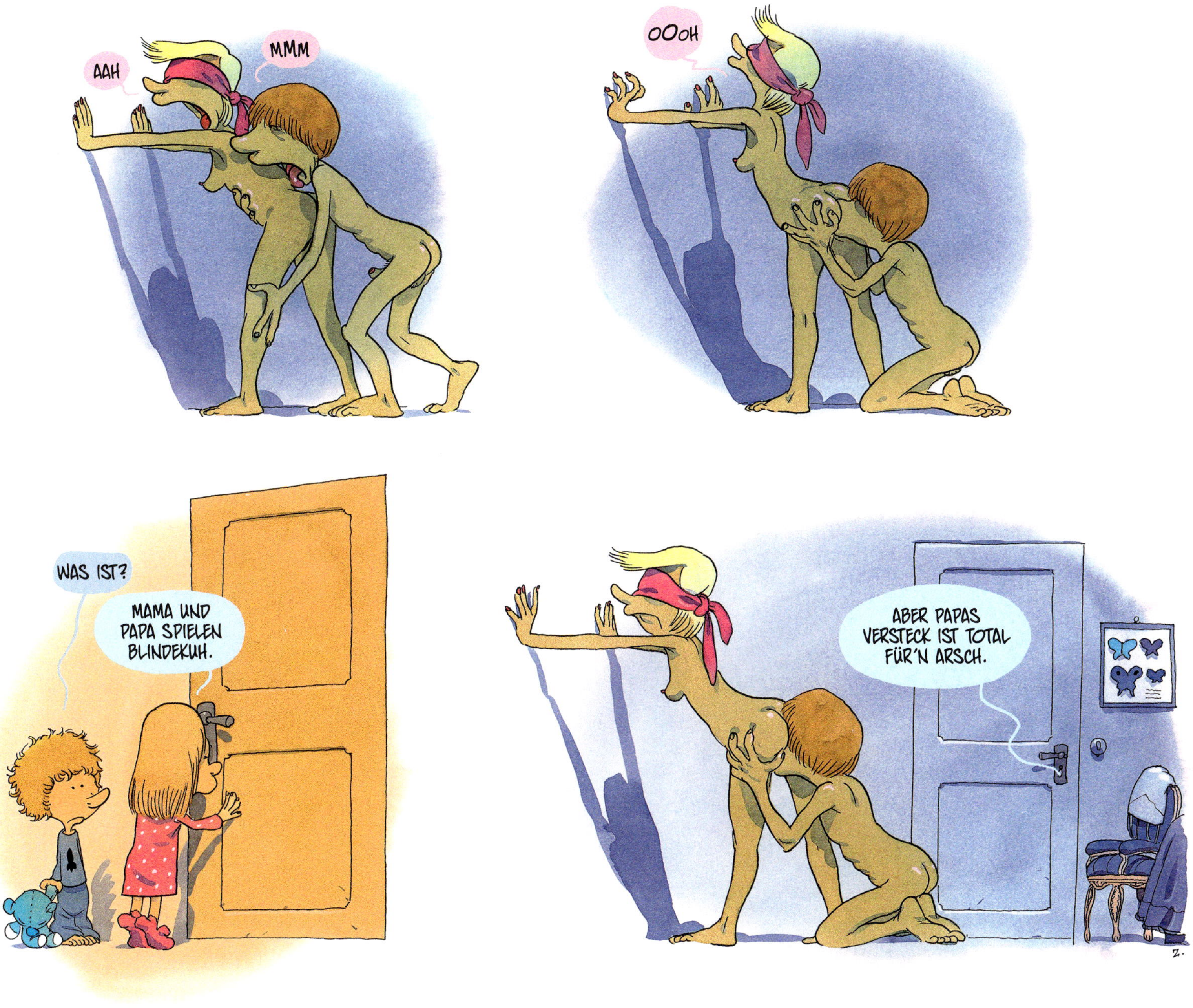
AAH
MMM
OOoH
WAS IST?
MAMA UND PAPA SPIELEN BLINDEKUH.
ABER PAPAS VERSTECK IST TOTAL FÜR'N ARSCH.

Nachbarn

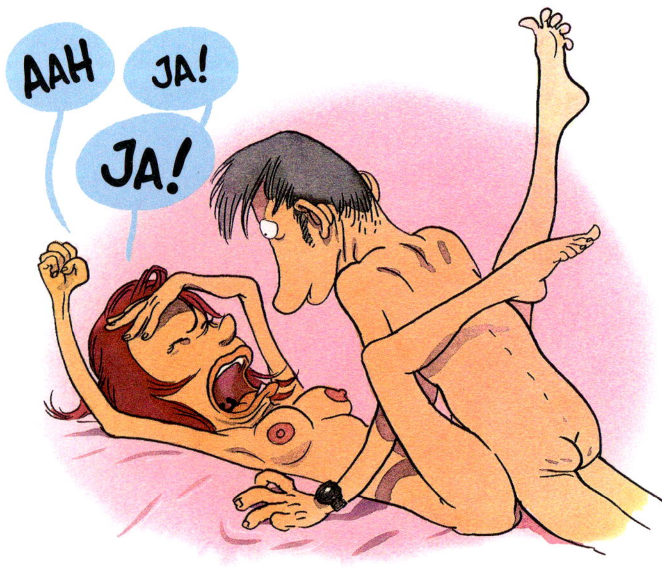

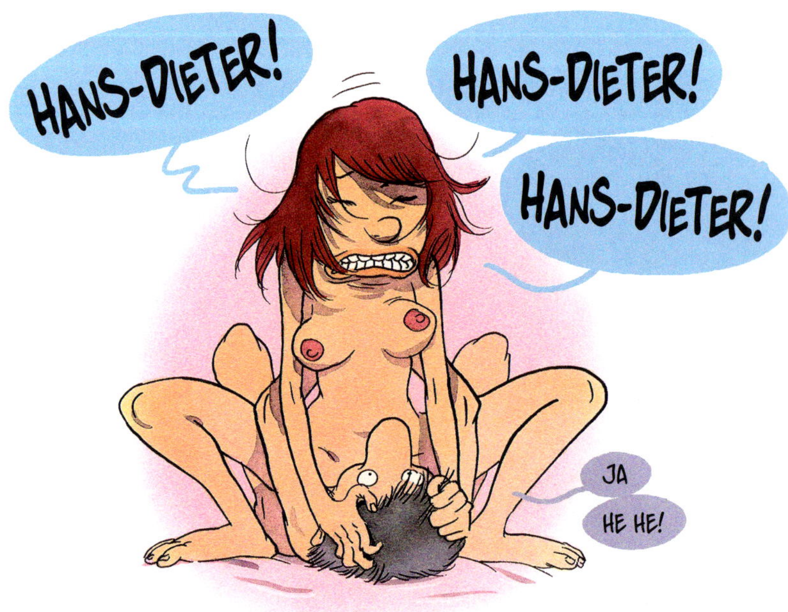

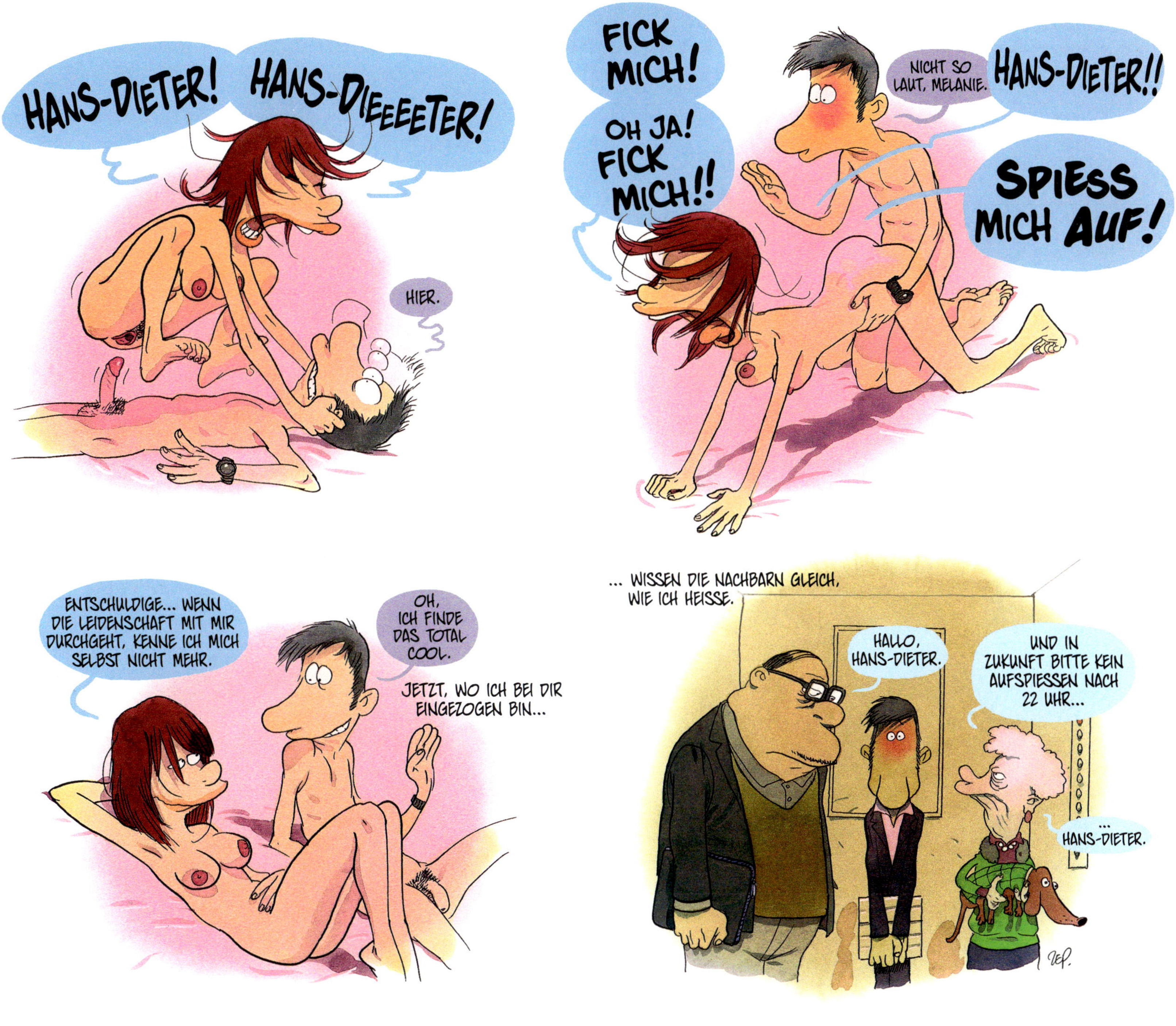
HANS-DIETER!
HANS-DIEEEEETER!
HIER.
FICK MICH!
OH JA! FICK MICH!!
NICHT SO LAUT, MELANIE.
HANS-DIETER!!
SPIESS MICH AUF!
ENTSCHULDIGE... WENN DIE LEIDENSCHAFT MIT MIR DURCHGEHT, KENNE ICH MICH SELBST NICHT MEHR.
OH, ICH FINDE DAS TOTAL COOL.
JETZT, WO ICH BEI DIR EINGEZOGEN BIN...
... WISSEN DIE NACHBARN GLEICH, WIE ICH HEISSE.
HALLO, HANS-DIETER.
UND IN ZUKUNFT BITTE KEIN AUFSPIESSEN NACH 22 UHR...
... HANS-DIETER.

Toys

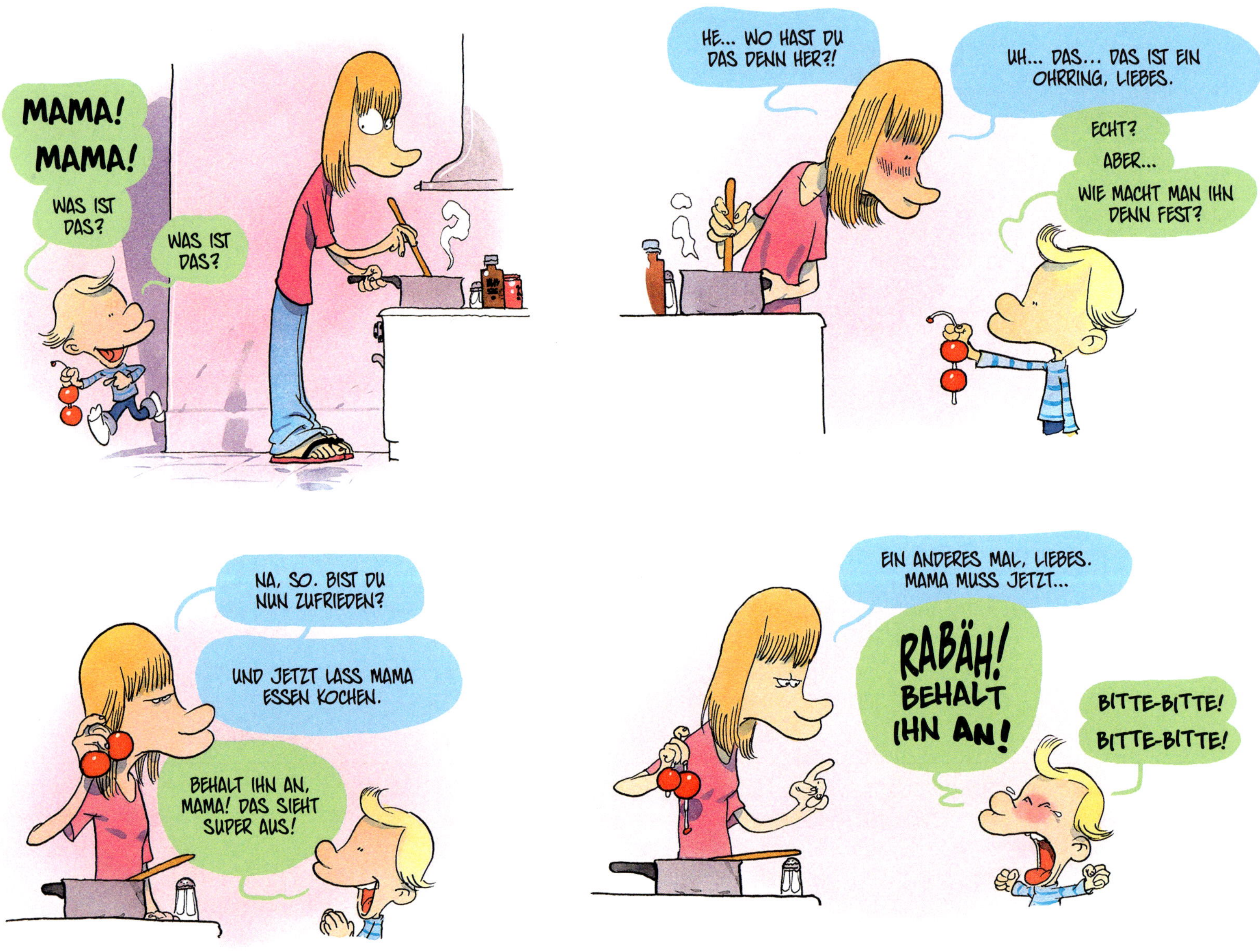
MAMA! MAMA!
WAS IST DAS?
WAS IST DAS?
HE... WO HAST DU DAS DENN HER?!
UH... DAS... DAS IST EIN OHRRING, LIEBES.
ECHT?
ABER...
WIE MACHT MAN IHN DENN FEST?
NA, SO. BIST DU NUN ZUFRIEDEN?
UND JETZT LASS MAMA ESSEN KOCHEN.
BEHALT IHN AN, MAMA! DAS SIEHT SUPER AUS!
EIN ANDERES MAL, LIEBES. MAMA MUSS JETZT...
RABÄH! BEHALT IHN AN!
BITTE-BITTE!
BITTE-BITTE!

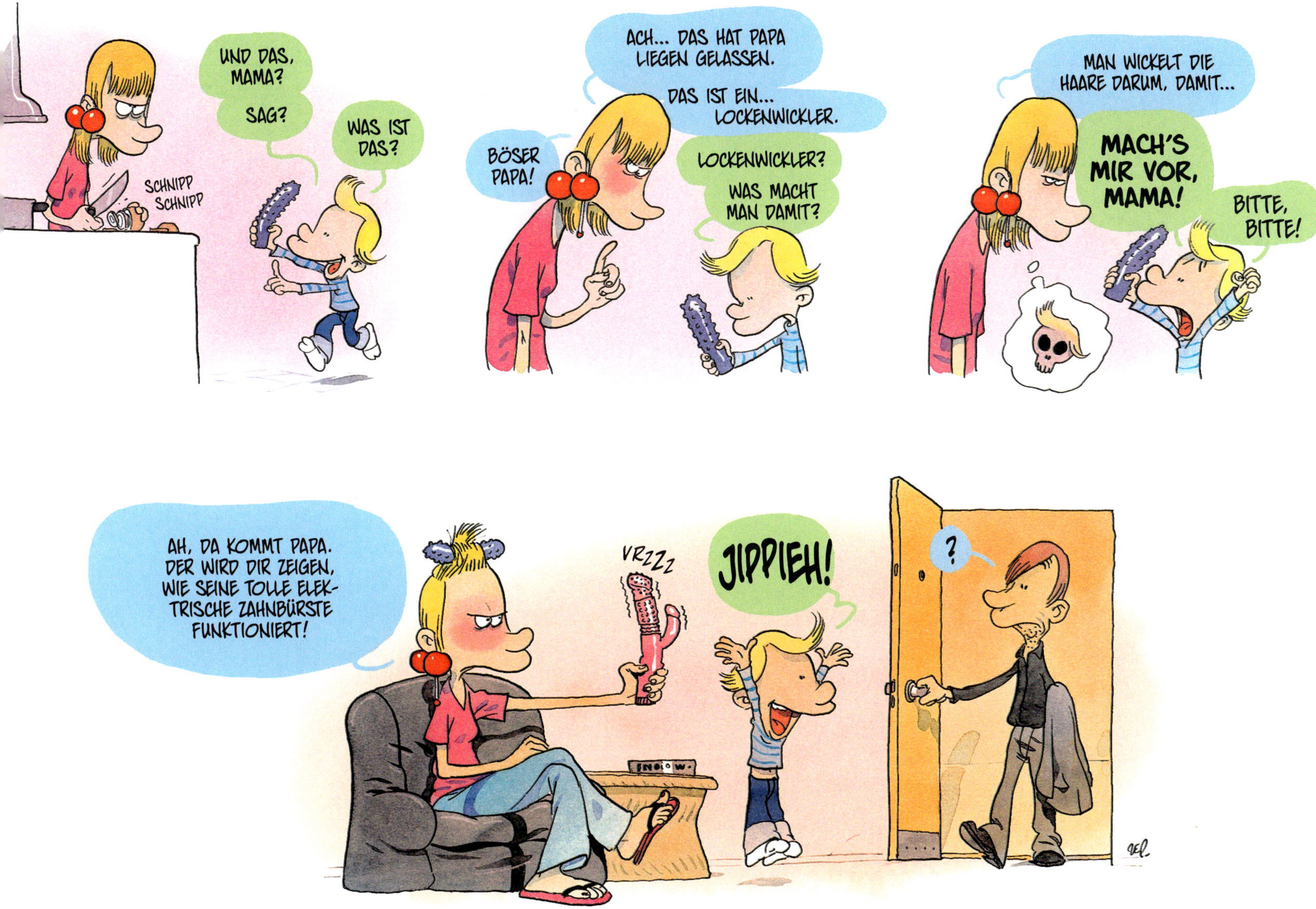

WAS IST DAS?
UND DAS, MAMA?
SAG?
SCHNIPP SCHNIPP
ACH... DAS HAT PAPA LIEGEN GELASSEN.
DAS IST EIN... LOCKENWICKLER.
BÖSER PAPA!
LOCKENWICKLER?
WAS MACHT MAN DAMIT?
MAN WICKELT DIE HAARE DARUM, DAMIT...
MACH'S MIR VOR, MAMA!
BITTE, BITTE!
AH, DA KOMMT PAPA. DER WIRD DIR ZEIGEN, WIE SEINE TOLLE ELEKTRISCHE ZAHNBÜRSTE FUNKTIONIERT!
VRZZZ
JIPPIEH!
?

Stil

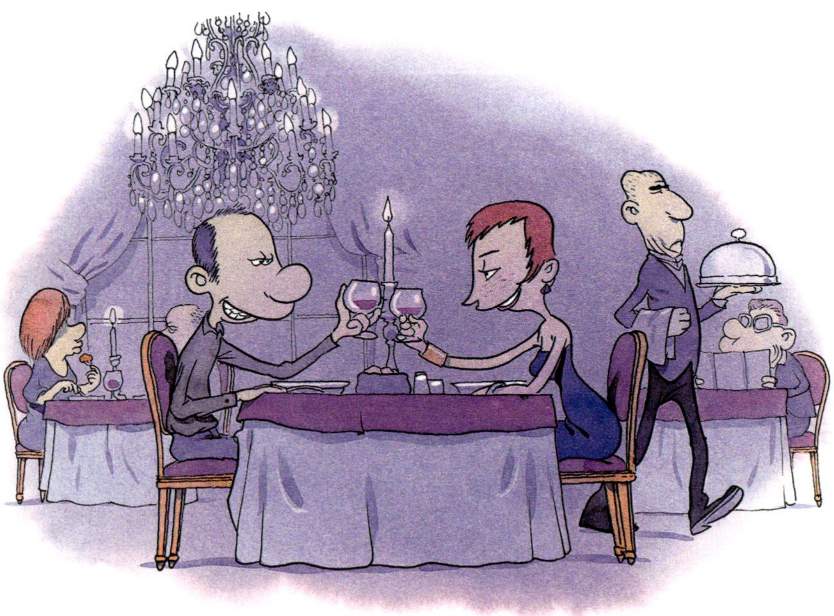

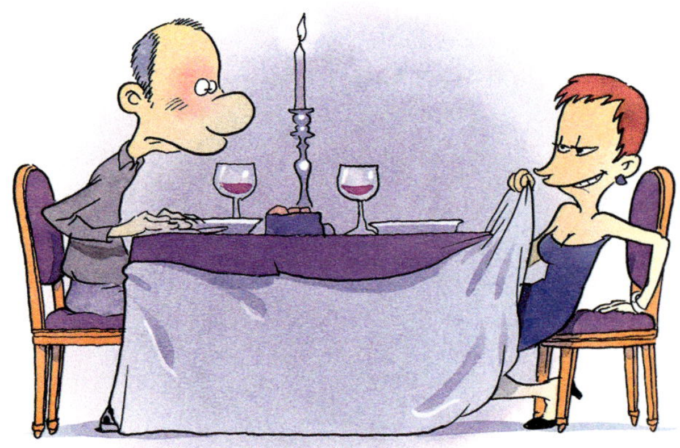

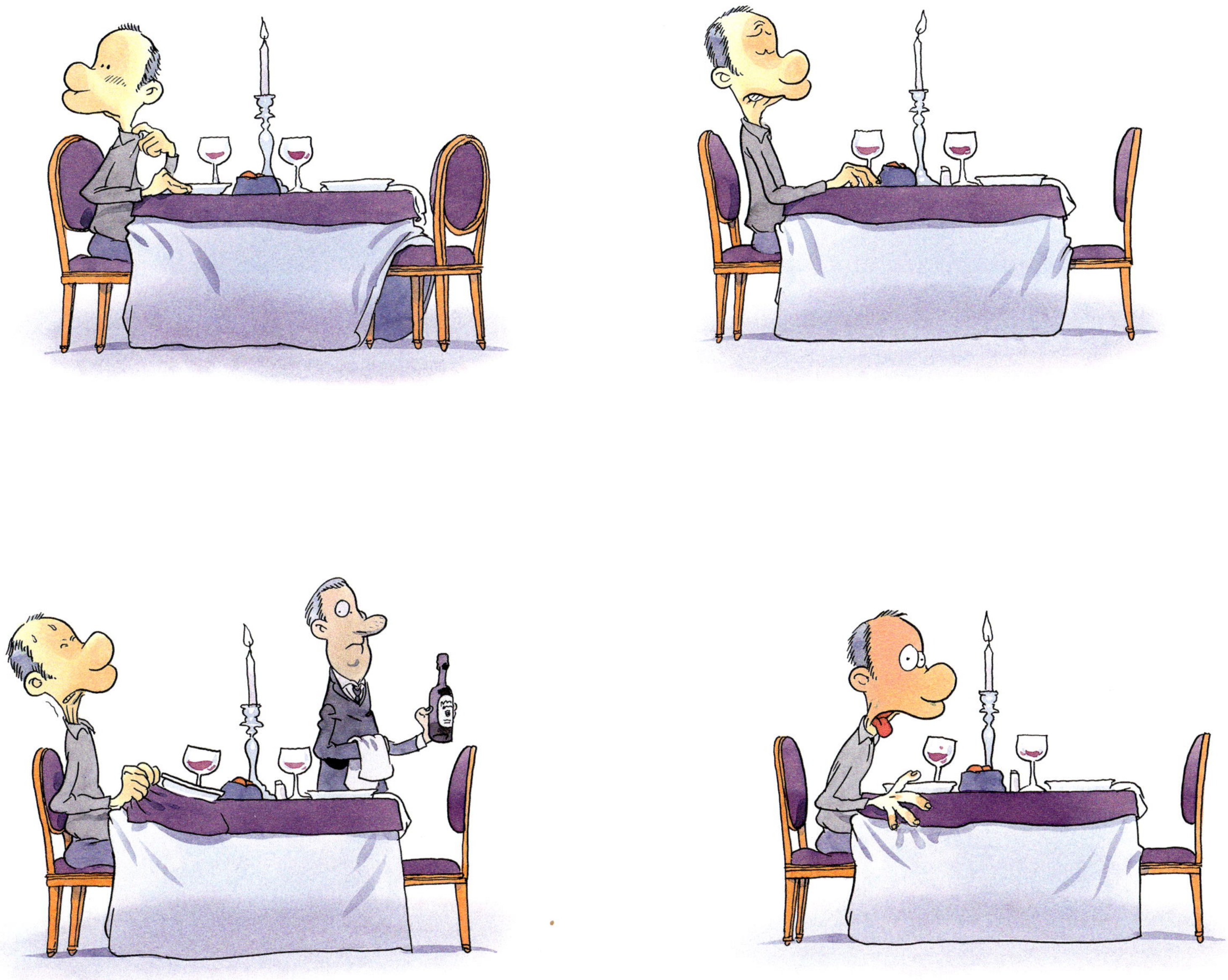

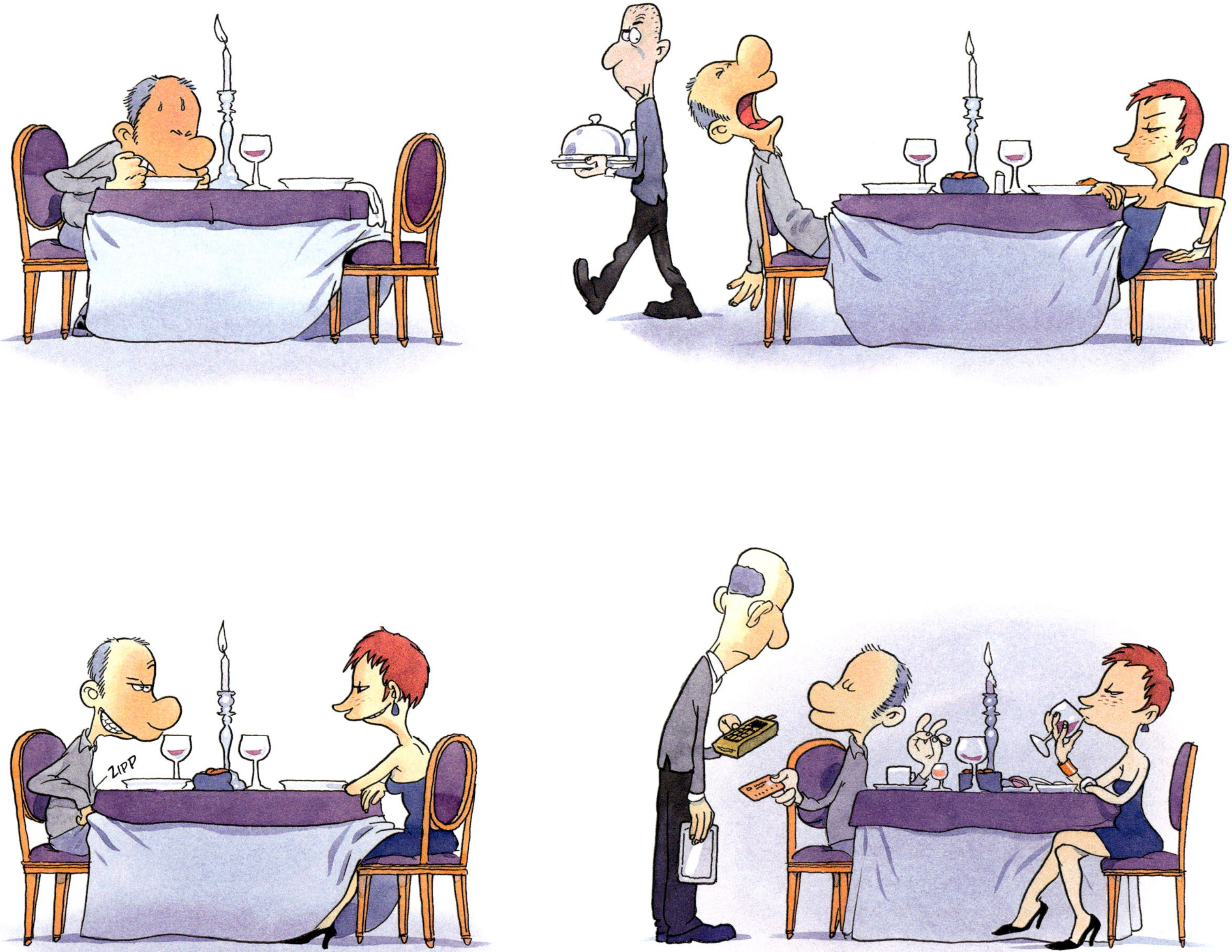
ZIPP

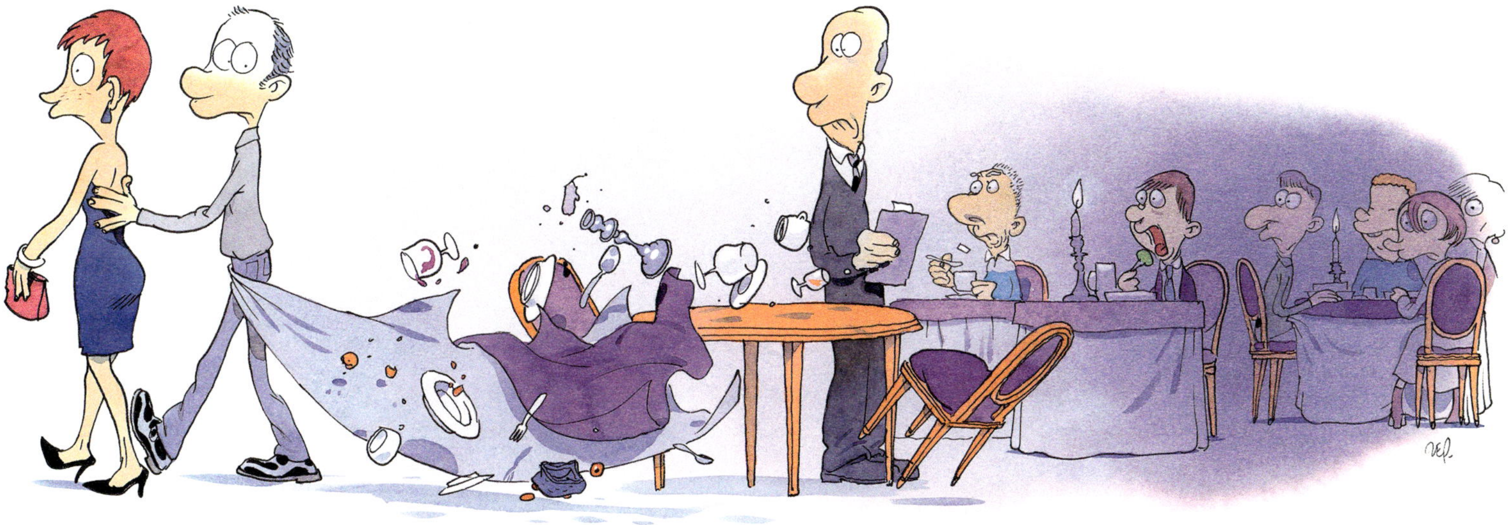

Rollenspiele

MIT ANNA KONNTE ICH MEINE FANTASIEN ÜBER KRANKENSCHWESTERN AUSLEBEN...

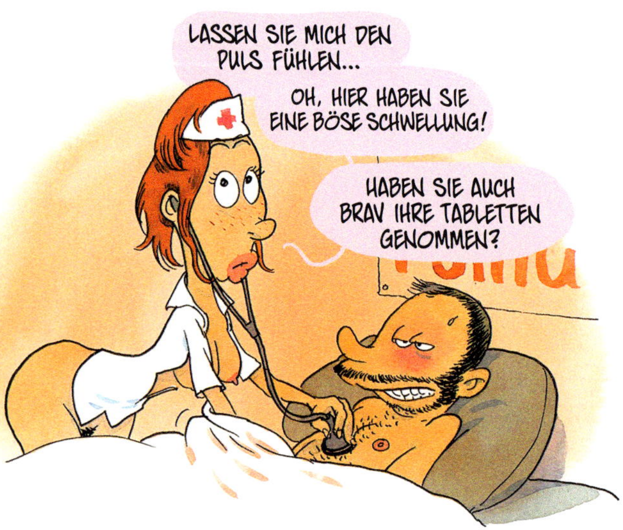
LASSEN SIE MICH DEN PULS FÜHLEN...
OH, HIER HABEN SIE EINE BÖSE SCHWELLUNG!
HABEN SIE AUCH BRAV IHRE TABLETTEN GENOMMEN?

MELANIE HATTE ES GERN, WENN ICH DEN KLEMPNER SPIELTE.

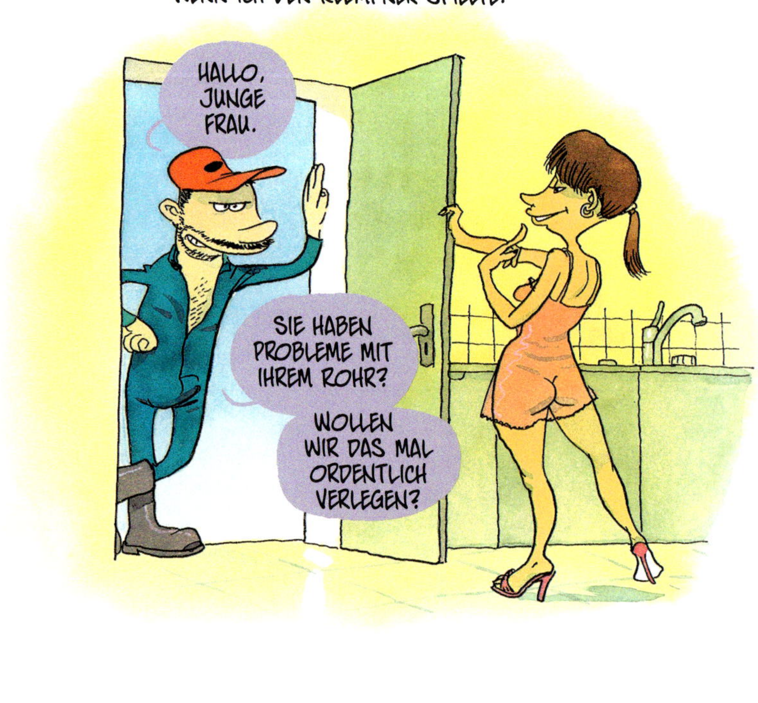
HALLO, JUNGE FRAU.
SIE HABEN PROBLEME MIT IHREM ROHR?
WOLLEN WIR DAS MAL ORDENTLICH VERLEGEN?

PAULA BEREITETE MIR AB UND AN NETTE ÜBERRASCHUNGEN.

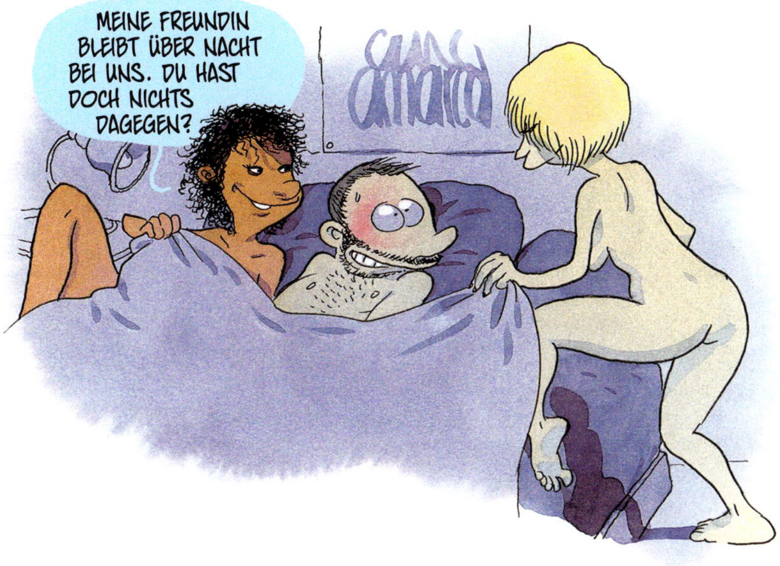

LUISA HAT MICH FÜR **SM** GEWONNEN.

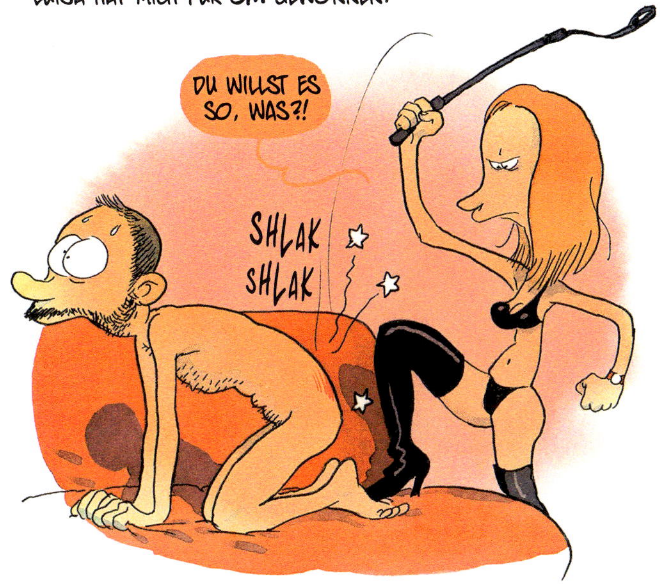

ABER JETZT MIT CHARLOTTE HABE ICH ALLES DAS ZUSAMMEN...

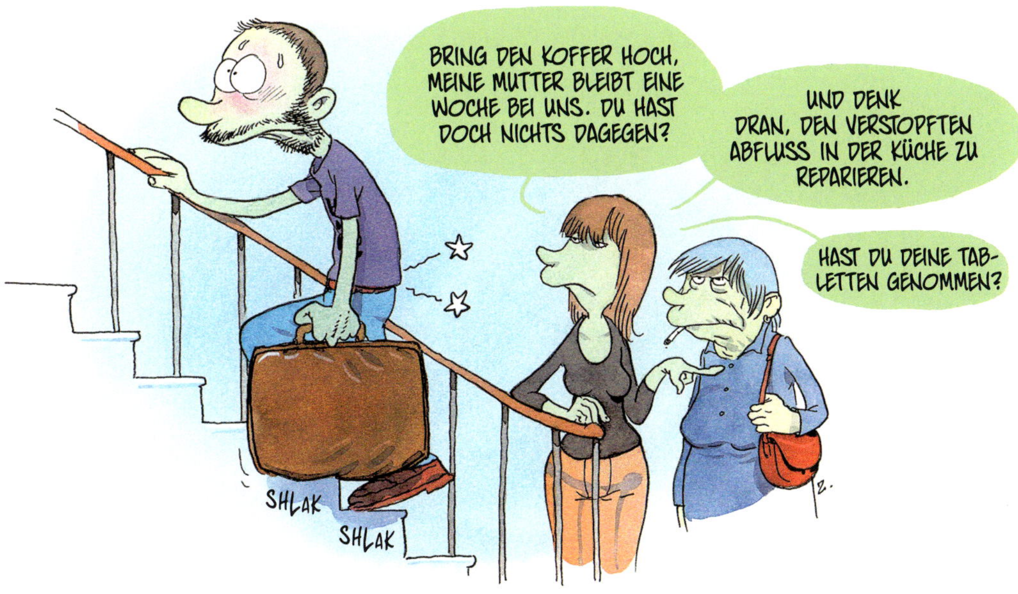
BRING DEN KOFFER HOCH, MEINE MUTTER BLEIBT EINE WOCHE BEI UNS. DU HAST DOCH NICHTS DAGEGEN?
UND DENK DRAN, DEN VERSTOPFTEN ABFLUSS IN DER KÜCHE ZU REPARIEREN.
HAST DU DEINE TABLETTEN GENOMMEN?
SHLAK
SHLAK

Superlove

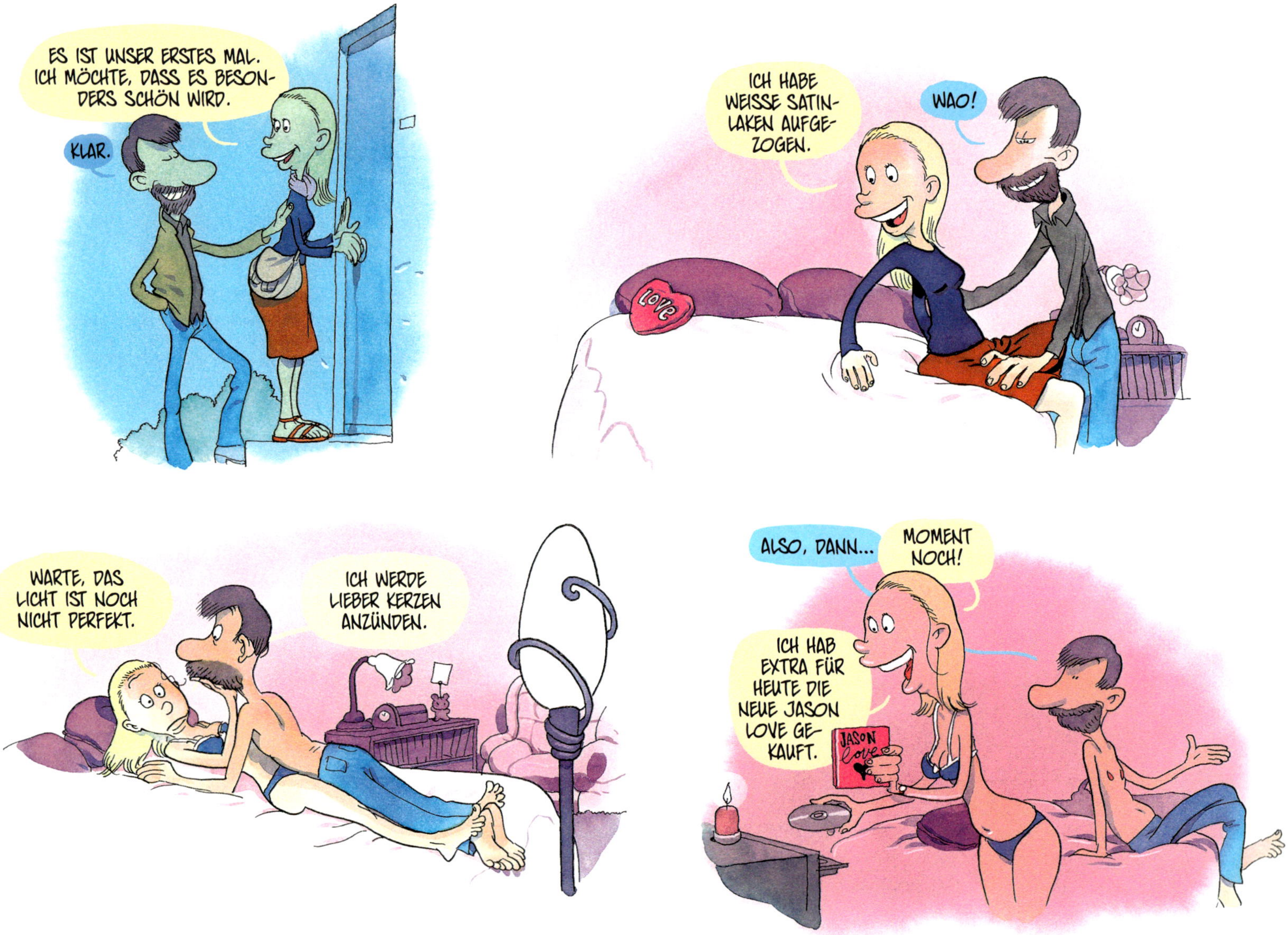

ES IST UNSER ERSTES MAL. ICH MÖCHTE, DASS ES BESONDERS SCHÖN WIRD.
KLAR.
ICH HABE WEISSE SATINLAKEN AUFGEZOGEN.
WAO!
WARTE, DAS LICHT IST NOCH NICHT PERFEKT.
ICH WERDE LIEBER KERZEN ANZÜNDEN.
ALSO, DANN…
MOMENT NOCH!
ICH HAB EXTRA FÜR HEUTE DIE NEUE JASON LOVE GEKAUFT.
JASON love

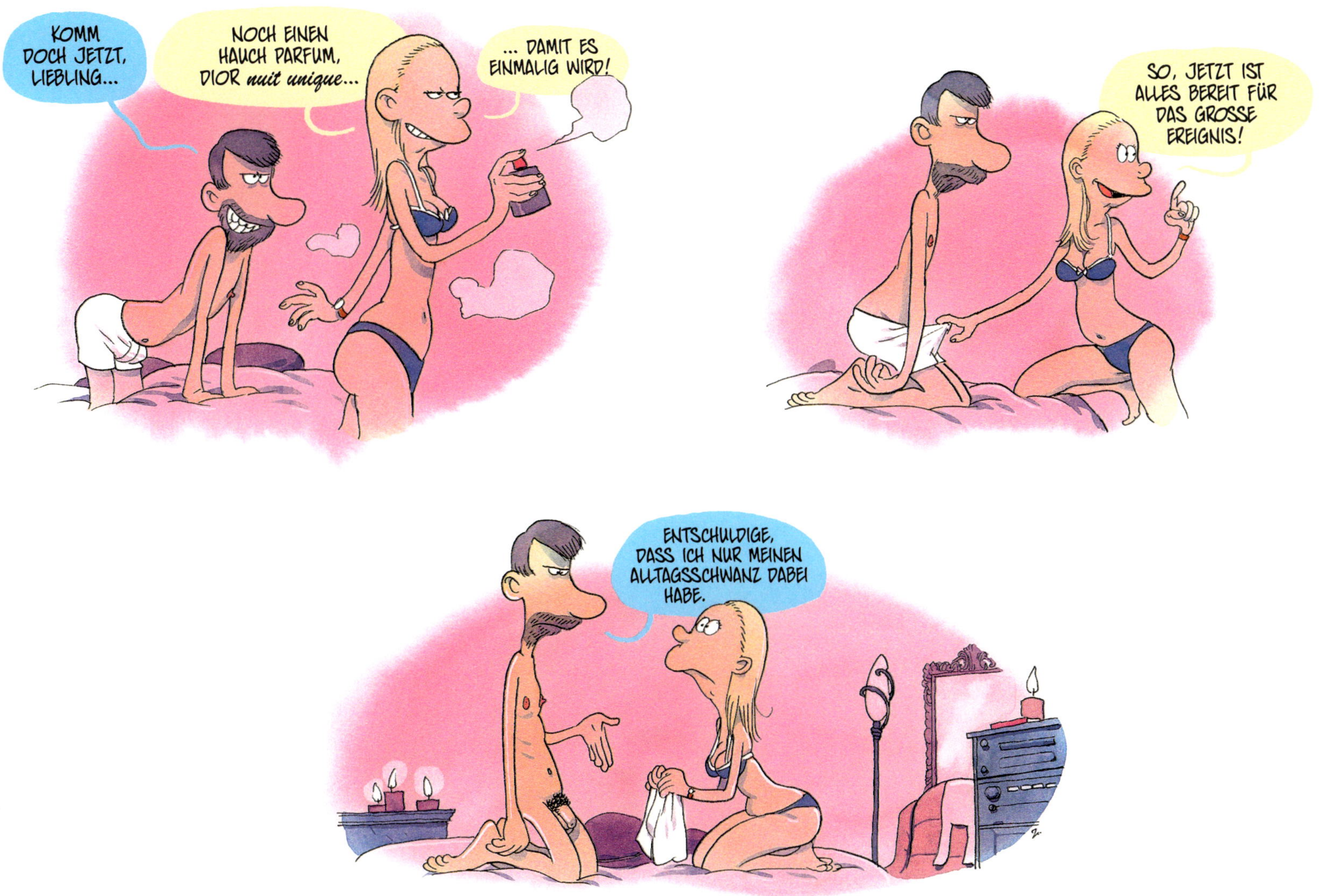
KOMM DOCH JETZT, LIEBLING...
NOCH EINEN HAUCH PARFUM, DIOR *nuit unique*...
... DAMIT ES EINMALIG WIRD!
SO, JETZT IST ALLES BEREIT FÜR DAS GROSSE EREIGNIS!
ENTSCHULDIGE, DASS ICH NUR MEINEN ALLTAGSSCHWANZ DABEI HABE.

Lust bekommen?

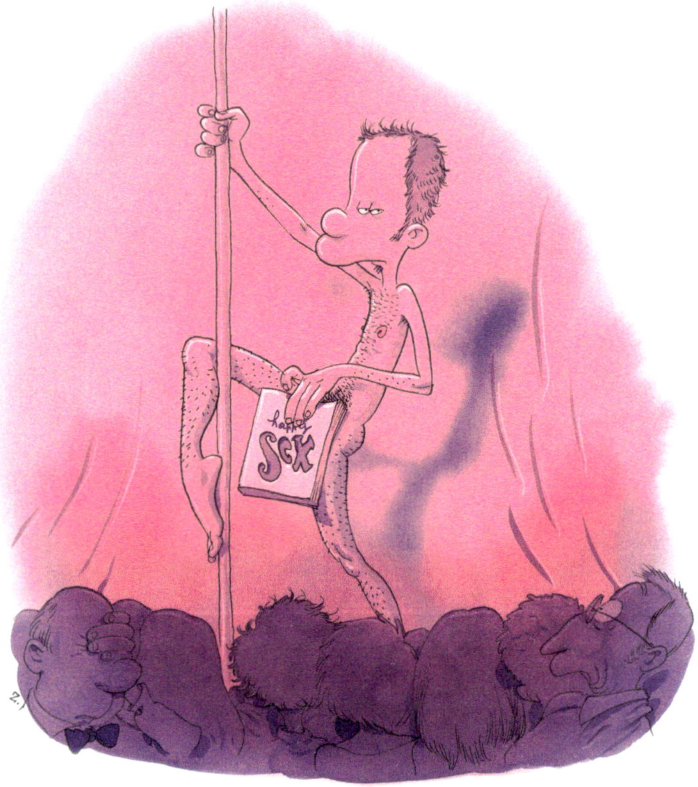

Mehr von Zep:

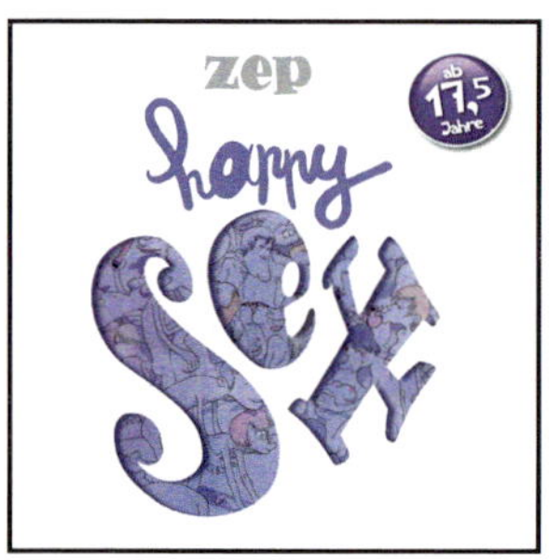

Happy Sex - Ab 17,5

ISBN: 978-3-86869-900-5

€ 12,00 [D] € 12,40 [A], sFr 23,40

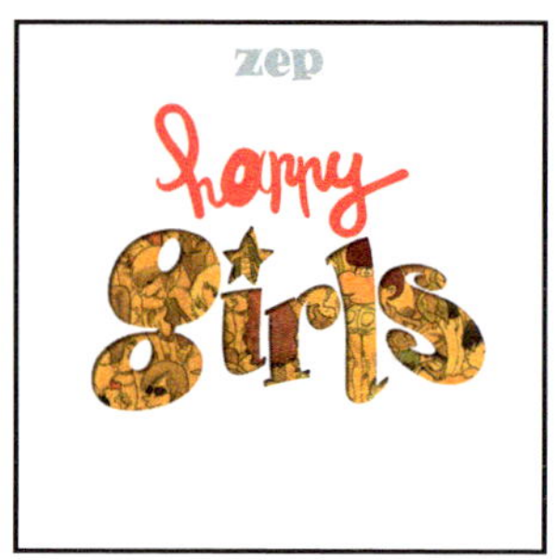

Happy Girls [Dez. 2010]

ISBN: 978-3-86869-902-9

€ 12,00 [D] € 12,40 [A], sFr 23,40

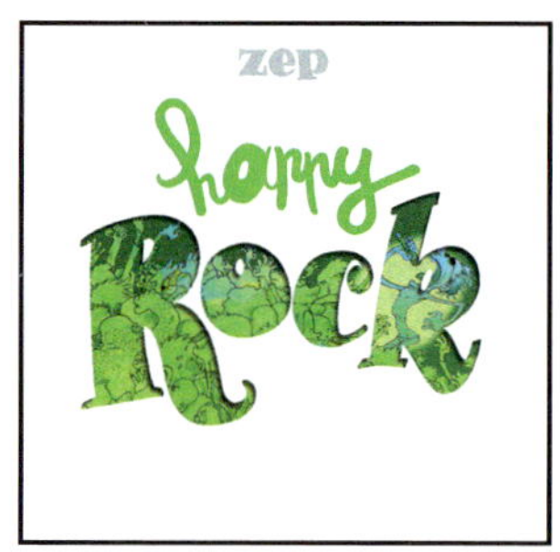

Happy Rock [Feb. 2011]

ISBN: 978-3-86869-903-6

€ 12,00 [D] € 12,40 [A], sFr 23,40

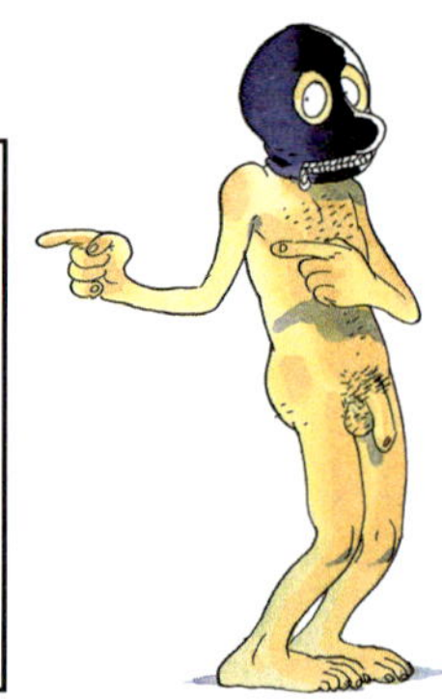